医药高等职业教育创新教材

U0587686

YAOXUEZONGHESHIXUN

药学综合实训

主编　宋　梅　张　萍

编者　王燕子　宋　梅

　　　张　萍　曹　丹

中国医药科技出版社

内 容 提 要

本书是"医药高等职业教育创新教材"之一。该课程将中药化学、药物制剂、药物分析、医院与药店药品管理技能、医药物流等五门专业课程实训内容进行整合，是后续药学专业课程的导入性课程，旨在重点加强学生动手能力的培养。该课程同步教材中药实训、固体制剂实训、液体制剂实训、药房药店实训、医药物流实训五个模块十九个项目的内容。

本书适合医药卫生高等职业教育、函授及自学高考等相同层次不同办学形式教学使用，也可作为医药行业培训和自学用书。

图书在版编目（CIP）数据

药学综合实训/宋梅，张萍主编 . —北京：中国医药科技出版社，2013.8（2024.7 重印）

医药高等职业教育创新教材

ISBN 978 - 7 - 5067 - 6197 - 0

Ⅰ . ①药…　 Ⅱ . ①宋…　 ②张…　 Ⅲ . ①药物学 - 高等职业教育 - 教材　 Ⅳ . ①R9

中国版本图书馆 CIP 数据核字（2013）第 116589 号

美术编辑　　陈君杞

版式设计　　郭小平

出版　　中国医药科技出版社

地址　　北京市海淀区文慧园北路甲 22 号

邮编　　100082

电话　　发行：010 - 62227427　　邮购：010 - 62236938

网址　　www. cmstp. com

规格　　787 × 1092mm $\frac{1}{16}$

印张　　12 $\frac{1}{4}$

字数　　248 千字

版次　　2013 年 8 月第 1 版

印次　　2024 年 7 月第 4 次印刷

印刷　　北京印刷集团有限责任公司

经销　　全国各地新华书店

书号　　ISBN 978 - 7 - 5067 - 6197 - 0

定价　 39. 00 元

本社图书如存在印装质量问题请与本社联系调换

B 编写说明

近几年来，中国医药高等职业教育发展迅速，成为医药高等教育的半壁河山，为医药行业培养了大批实用性人才，得到了社会的认可。

医药高等职业教育承担着培养高素质技术技能型人才的任务，为了实现高等职业教育服务地方经济的功能，贯彻理论必需、够用，突出职业能力培养的方针，就必须具有先进的职业教育理念和培养模式。因此，形成各个专业先进的课程体系是办好医药高等职业教育的关键环节之一。

江苏联合职业技术学院徐州医药分院十分注重课程改革与建设。在对工作过程系统化课程理论学习、研究的基础上，按照培养方案规定的课程，组织了一批具有丰富教学经验和第一线实际工作经历的教师及企业的技术人员，编写了《中药制药专门技术》《药物分析技术基础》《药物分析综合实训》《分析化学实验》《药学综合实训》《仪器分析实训》《药物合成技术》《药物分析基础实训》《医疗器械监督管理》《常见病用药指导》《医药应用数学》《物理》等高职教材。

江苏联合职业技术学院徐州医药分院教育定位是培养拥护党的基本路线，适应生产、管理、服务第一线需要的德、智、体、美各方面全面发展的医药技术技能型人才。紧扣地方经济、社会发展的脉搏，根据行业对人才的需求设计专业培养方案，针对职业要求设置课程体系。在课程改革过程中，组织者、参与者认真研究了工作过程系统化课程和其他课程模式开发理论，并在这批教材编写中进行了初步尝试，因此，这批教材有如下几个特点。

1. 以完整职业工作为主线构建教材体系，按照医药职业工作领域不同确定教材种类，根据职业工作领域包含的工作任务选择教材内容，对应各个工作任务的内容既保持相对独立，又蕴含着相互之间的内在联系。

2. 教材内容的范围与深度与职业的岗位群相适应，选择生产、服务中的典型工作过程作为范例，安排理论与实践相结合的教学内容，并注意知识、能力的拓展，力求贴近生产、服务实际，反映新知识、新设备与新技术，并将 SOP 对生产操作的规范、《中国药典》对药品质量要求、GMP、GSP 等法规对生产与服务工作质量要求引入教材内容中。项目教学、案例教学将是本套教材较为适用的教学方法。

3. 参加专业课教材编写的人员多数具有生产或服务第一线的经历，并且从事多年教学工作，使教材既真实反映实际生产、服务过程，又符合教学规律。

4. 教材体系模块化，各种教材既是各个专业选学的模块，又具有良好的衔接性；每种教材内容的各个单元也形成相对独立的模块，每个模块一般由一个典型工作任务构成。

5. 此批教材即适合于职业教育使用，又可作为职业培训教材，同时还可做为医药行业职工自学读物。

此批教材虽然具有以上特点，但由于编者水平所限，尚有种种不足之处，需要经过教学实践锤炼之后加以改进。

医药高等职业教育创新教材编写委员会
2013 年 3 月

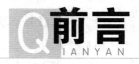

为了适应药学专业的人才培养方案，满足用人单位的需求，让学生在未进行专业课程的系统化学习之前就熟悉本专业和该专业就业方向，特开设本课程。本课程将中药化学、药物制剂、药物分析、医院与药店药品管理技能、医药物流等五门专业课程实训内容进行整合，是后续药学专业课程的导入性课程，旨在重点加强学生动手能力的培养。本课程包含中药实训、固体制剂实训、液体制剂实训、药物分析实训、药房药店实训、医药物流实训共六大实训篇。该课程的整合和开发是依托校内实训基地硬件设施的逐步到位，采用核心课程实训操作考核单列等举措千方百计夯实学生实践动手能力，加大学生动手能力培养力度，提高学生就业核心竞争力，让药学专业高职学生集动手能力强、用人成本低、基层留得住及职业岗位群适应性强等众多优势于一身，从而更好地坦然面对如今竞争日益激烈的就业市场。

该课程同步教材包括中药实训、固体制剂实训、液体制剂实训、药房药店实训、医药物流实训共五个模块十九个项目的内容。此教材在前期讲义的基础上修改整理，经学校多轮试用已累积了较为丰富的经验。在此期间，大力开展教学改革，使得我们对于职业教育的认识大大加深，对教学模式和教材改革又有了新认识，研究也有了新成果，因而推动本系列教材的修订。概括来说，我们的经验有以下几点：

1. 对准相应的职业资格要求。我们从事的职业技术教育既是为了满足医药经济发展之需，也是为了使学生具备相应职业准入要求，具有全面发展的综合素质，既能顺利就业，也能一展才华。教材应首先对准相应的国家职业资格要求，对学生实施准确明晰而实用的教育，在有余力有可能的情况下才能谈及品牌、特色等更高的要求。

2. 教学模式要切实地转变为实践导向而非学科导向。职场的实际过程是学生毕业就业所必须进入的过程，因此以职场实际过程的要求和过程来组织教学活动就能紧扣实际需要，便于学生掌握。

3. 贯彻和渗透全面素质教育思想与措施。多年来，各校都十分重视学生德育教育，重视学生全面素质的发展和提高，除了开设专门的德育课程、职业生涯课程和大量的课外教育活动之外，大家一致认为还必须采取切实措施，在一切业务教学过程中，点点滴滴地渗透德育内容，促使学生通过实际过程中的言谈举止，多次重复，逐渐养成良好规范的行为和思想道德品质。学生在校期间最长的时间及最大量的活动是参加各种业务学习、基础知识学习、技能学习、岗位实训等；因此对这部分时间，不能只教业务技术。在学校工作的每个人都要视育人为己任。教师在每个教学环节中都要研究如何既传授知识技能又影响学生品德，使学生全面发展成为健全的有用之才。

4. 要深入研究当代学生情况和特点，努力开发适合学生特点的教学方式方法，激发学生学习积极性，以提高学习效率。操作领路、案例入门、师生互动、现场教学等都是有效的方式。教材编写上，也要尽快改变多年来学科篇章、理论说教的老面孔，力求开发生动活泼，简明易懂，图文并茂，激发志向的好教材。

根据上述共识，本次修订教材，按以下原则进行：

（1）按实践导向型模式，以职场实际过程划分模块安排教材内容。

（2）教学内容必须满足国家相应职业资格要求。

（3）所有教学活动中都应该融进全面素质教育内容。

（4）教材内容和写法必须适应青少年学生的特点，力求简明生动，图文并茂。

本教材概括起来具有如下特点：

1. 新颖性。目前，国内关于此类药学专业实验实训教材整合尚未见到。这便是本教材的最大优势之处。

2. 合理性。涉及整合的五门课程包括六大实训篇章。在教材编写中主要突出了两个原则：一是基础学科内容为专业学科服务的原则，教材编写内容使学生从基础学科的常规操作训练向专业学科应用操作技能循序渐进的转换和提高；二是专业学科内容为学生就业服务的原则，以学生就业为导向，筛选与编排与学生未来就业职业岗位群密切相适应的实训教学内容。

3. 活泼性。针对学生特点为激发学生学习积极性，提高学习效率。教材力求生动活泼，简明易懂，图文并茂，激发志向。

本教材模块一、二、三由宋梅老师主编，模块四、五由张萍老师主编。本教材在编写过程中还得到了郑敏主任、吴杰老师和王继光老师的大力支持，在此表示感谢。

由于编者能力所限，书中难免存在疏漏之处，敬请广大读者及同行专家批评指正。

编　者
2013 年 1 月

模块五　医药物流实训 / 151

中药实训

主要实训内容

中药识别技能训练、中药饮片加工技能训练、中药提取技能训练和中药浓缩分离技能训练四大实训项目。

主要工作方向

中药验收、中药饮片加工、中药制剂等方面技术工作。

德育渗透点

1. 树立"依法鉴定"、"质量第一"的观念。

2. 树立"敬业"、"诚信"、"人命关天"的职业道德观念。

3. 养成严谨、负责的工作态度。

中药识别技能训练

📖 **项目描述**

为中药鉴定和验收而开设的项目单元。本单元包括常见清热解毒药和补气药的快速识别两大技能训练。

📖 **实训要点**

在性状鉴定实训室,对特征明显的药材,让学生通过看、闻、摸、尝等基本方法进行中药的快速识别。

📖 **教学组织**

全班分组。学生通过自学观察、鉴别为主的小组讨论,教师加以点拨和总结,通过自学—讨论—总结的方式达到教学目的。教师注意个别指导,因材施教,让学生在学习过程中通过展示的方式(展示自己的学习成果和展示自己的风格)来培养学生的鉴别能力和工作能力,不断把知识内化为能力。

技能训练一 清热解毒药的快速识别

【训练目标】

1. 学会常见清热解毒类中药的快速识别方法。

2. 掌握常见清热解毒类中药的来源和性味功效。

金银花

【药物来源】忍冬科植物忍冬红腺忍冬、山银花或毛花柱忍冬的干燥花蕾或带初开的花。

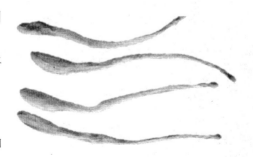

图 1-1 金银花

【鉴别要点】①花蕾呈棒状，上粗下细，略弯曲，长2～3cm，上部直径约3mm，下部直径约1.5mm。②表面黄白色或绿白色（贮久色渐深），密被短柔毛。③花萼绿色，先端5裂，裂片有毛，长约2mm。④气清香，味淡、微苦。

【性味功效】甘，寒。清热解毒，疏散风热。

连 翘

【药物来源】木犀科植物连翘的干燥果实。

【鉴别要点】①果实呈长卵形至卵形，稍扁，有的开裂，有的不开裂，长1.5～2.5cm，直径0.5～1.3cm。②外表面绿褐色或黄棕色，有不规则的纵皱纹及多数突起的小斑点，两面各有1条明显的纵沟，顶端锐尖，基部有小果梗或已脱落。③内表面多为浅黄棕色，平滑，具一纵隔，有的有种子。

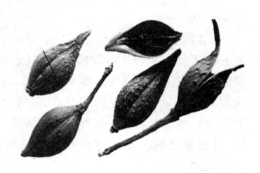

图1-2 连翘

【性味功效】苦，微寒。清热解毒，消肿散结，疏散风热。

板蓝根

【药物来源】十字花科植物菘蓝的干燥根。

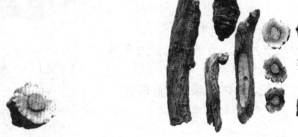

图1-3 板蓝根

【鉴别要点】①为圆形片状，直径0.5～1cm。②外皮淡灰黄色或淡棕黄色，有纵皱纹、横长皮孔样突起及支根痕。③切断面皮部黄白色，木部黄色，有细密放射状纹理。④气微，味微甜后苦涩。

【性味功效】苦，寒。清热解毒，凉血，利咽。

大青叶

【药物来源】十字花科植物菘蓝的干燥叶片。

【鉴别要点】①叶片多卷曲，破碎，长5～

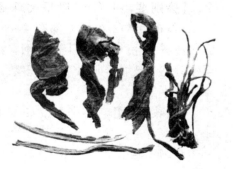

图1-4 大青叶

20cm，宽2～6cm。②表面暗灰绿色，有的可见色较深稍突起的小点，边缘平或微波状。叶脉扁长条形，宽约2mm，淡棕黄色。质脆。③嗅之有干菜叶气，味微酸、苦、涩。

【性味功效】苦，寒。清热解毒，凉血消斑。

蒲公英

【药物来源】菊科植物蒲公英、碱地蒲公英或同属数种植物的干燥全草。

【鉴别要点】①根呈圆锥状，多弯曲，长3～7cm；表面棕褐色，抽皱；根头部有棕褐色或黄白色的茸毛，有的已脱落。②叶基生，多皱缩破碎，完整者边缘浅裂或羽状分裂，下表面主脉明显。③常见黄色花或具白色冠毛的长椭圆形瘦果。④气微，味微苦。

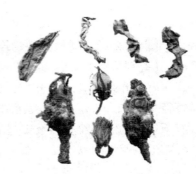

图1-5　蒲公英

【性味功效】苦、甘，寒。清热解毒，消肿散结，利尿通淋。

紫花地丁

【药物来源】堇菜科植物紫花地丁的干燥全草。

【鉴别要点】①为皱缩的全草。主根长圆锥形，直径1～3mm；淡黄棕色，有细纵皱纹。②叶基生，灰绿色，多破碎，宽1～2cm，边缘具钝钜齿，两面有毛。③叶柄细，长2～6cm，上部具明显狭翅。④果壳黄色，似稻壳状，3瓣相连或分离成单瓣，有的果壳里有多数淡棕色小种子。

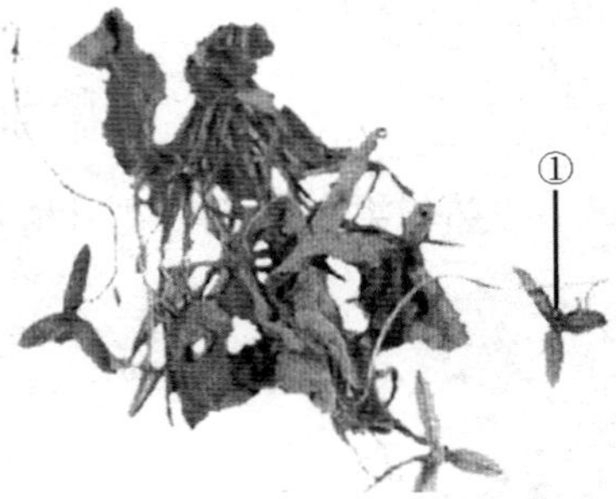

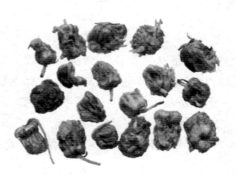

图1-6　紫花地丁

【性味功效】苦、辛，寒。清热解毒，凉血消肿。

野菊花

【药物来源】菊科植物野菊的干燥头状花序。

【鉴别要点】①花序呈类球形，直径0.3～1cm，棕黄色。②花梗上部有4～5层苞片，外表面通常被白毛。③苞片上部外围有花瓣1轮，黄色至棕黄色，皱缩卷曲，管状花多数，深黄色。④气芳香，味苦。

【性味功效】苦、辛，微寒。清热解毒。

图1-7　野菊花

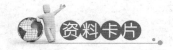

清热解毒药歌诀

清热解毒漏慈蔹，丁英银翘穿心莲，
青叶红藤白头翁，败酱鱼腥鲜板蓝，
熊胆鸦胆土苓蚤，马勃马齿半边拳，
四季金荞地锦草，山豆绿豆黛射干，
更有秦皮白毛夏，牛黄垂盆舌草全。

技能训练二　补气药的快速识别

【训练目标】

1. 学会常见补气类中药的快速识别方法。

2. 掌握常见补气类中药的来源和性味功效。

人　参

【药物来源】 五加科植物人参的根。

【鉴别要点】 生晒参：①主根呈纺锤形或圆柱形，长 3～15cm，直径 1～2cm。②外皮灰黄色，上部或全体有疏浅断续的粗横纹及明显的纵皱，下部有支根 2～3 条，并着生多数细长的须根，须根上常有细小疣状突起。③根茎（芦头）长 1～4cm，直径 0.3～1.5cm，多拘挛而弯曲，具不定根（艼）和稀疏的凹窝状茎痕（芦碗）。④质较硬，断面淡黄白色，显粉性，形成层环纹棕黄色，皮部有黄棕色的点状树脂道及放射状裂隙。⑤香气特异，味微甘，微苦，有土腥气。

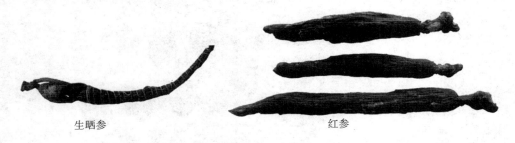

生晒参　　　　　　　　　　　　　　　红参

图 1-8　人参

【性味功效】 甘、微苦，微温。大补元气，补脾益肺，生津，安神益智。

【鉴别要点】 红参：主根、根茎形状、气味同生晒参，唯外皮棕红色，无支根、须根。

西 洋 参

【药物来源】 五加科植物西洋参的根。

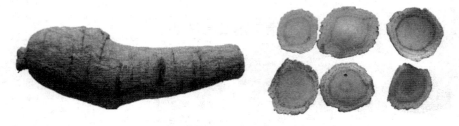

图 1 - 9　西洋参

【鉴别要点】 ①呈纺锤形、圆柱形或圆锥形，长 3 ~ 12cm，直径 0.8 ~ 2cm。②表面浅黄褐色或黄白色，可见横向环纹及线形皮孔状突起，并有细密浅纵皱纹及须根痕。③主根中下部有一至数条侧根，多已折断。有的上端有根茎（芦头），环节明显，茎痕（芦碗）圆形或半圆形，具不定根（芋）或已折断。④体重，质坚实，不易折断。⑤气微而特异，味苦、微甘。

【性味功效】 甘、微苦，凉。补气养阴，清热生津。

【鉴别要点】 切断面黄白色，皮部可见红棕色点状树脂道，形成层环纹棕黄色，木部略呈放射状纹理。

党 参

【药物来源】 桔梗科植物党参、素花党参或川党参的根。

【鉴别要点】 ①呈圆柱形，直径 0.4 ~ 2cm。②外表面黄棕色至灰橡色，有时可见致密的环状横纹。③质稍硬或略带韧性，切断面稍平坦，有裂隙或放射状纹理，皮部淡黄白色至淡棕色，木部淡黄色。④有特殊香气，味微甜。

【性味功效】 甘、平。补脾肺气，补血，生津。

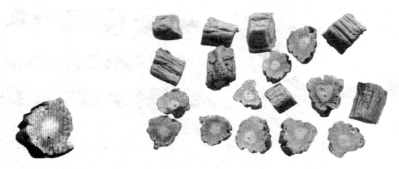

图 1 - 10　党参

太子参

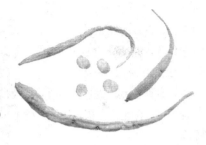

【药物来源】石竹科植物异叶假繁缕的块根。

【鉴别要点】①呈细长纺锤形或细长条形，稍弯曲，长3～10cm，直径2～6mm。②表面黄白色，较光滑，微有纵皱纹，凹陷处有须痕。顶端有茎痕。③质硬而脆，断面平坦，淡黄白色，角质样；或类白色，有粉性。④气微，味微甘。

图1-11　太子参

【性味功效】甘、微苦，平。补气健脾，生津润肺。

山　药

【药物来源】薯蓣科植物薯蓣的根茎。

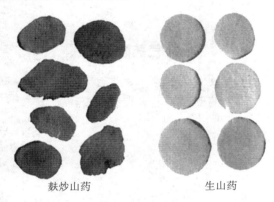

麸炒山药　　　　　生山药

图1-12　山药

【鉴别要点】①饮片略呈圆形或不规则扁圆形，直径1.5～6cm。②断面白色，粉性，散布有棕色小点。③气微，味淡、微酸，嚼之发黏。炒山药呈棕黄色，粘有土粉，略具焦香气。

【性味功效】甘，平。益气养阴，补脾肺肾，固精止带。

黄　芪

【药物来源】豆科植物蒙古黄芪或膜荚黄芪的干燥根。

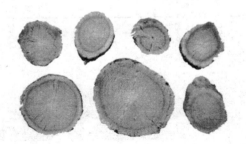

【鉴别要点】①呈圆形，直径1～3.5cm。②外皮淡棕黄皂色，有不整齐的纵皱纹或纵沟。③断面皮部黄白色，木部淡黄色，放射状纹理及裂隙，老根中心偶呈枯朽状，黑褐色或呈空洞。④气微，味微甜，嚼之纤维性强，微有豆腥味。

图1-13　黄芪

【性味功效】甘，微温。补气健脾，升阳举陷，益卫固表，利尿消肿，托毒生肌。

甘 草

【药物来源】 豆科植物甘草、胀果甘草或光果甘草的根及根茎。

【鉴别要点】 ①呈圆形片状，直径 0.6～3.5cm。②外皮红棕色或灰棕色，粉性。③气微，味甜而特殊。

【性味功效】 甘，平。补脾益气，祛痰止咳，缓急止痛，清热解毒，调和诸药。

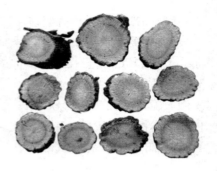

图 1-14　甘草

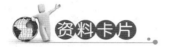

补气药歌诀

补气之药人参党，黄芪白术共西洋，

山药扁豆甘大枣，太子蜂蜜和饴糖。

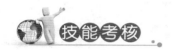

表 1-1　中药识别技能考核评分标准

形式	考核项目	考核方法	考核内容	分值分配	得分
口试或笔试	常见清热解毒药和补气药识别	每人任意抽取 5 种所学中药	名称（含别名）	20	
			来源	20	
			性状特征（鉴别要点）	20	
			性味	20	
			功效	20	
			总分	100	

知识链接

四 气

四气：寒、热、温、凉四种药性，古时称四气。温次于热，凉次于寒。四气之外，还有平气；平气是相对而言的，实际上仍偏温偏凉，不过性质比较平和不太显著而已。

故四气从本质而言，实际上是寒热二性。

药物的寒、热、温、凉是从药物作用于机体所发生的反应中概括出来的，是与所治疾病的寒、热性质相对而言。"寒者热之，热者寒之"是中医治疗疾病的基本法则。温热与寒凉属于两类不同性质，温与热，寒与凉则分别具有共同性，凉为寒之渐，温为热之渐。

五 味

含义：即辛、甘、酸、苦、咸五种味。有些药物具有淡味或涩味，涩附于酸，淡附于甘，故五味是最基本的五种滋味，所以仍称为五味。

辛：能散能行能润。散指散表邪和散内结；行指能促进气血运行。一般治疗表证的药物，如麻黄、薄荷、桂枝或治疗气血阻滞的药物，如木香、红花、枳实、半夏、厚朴等都有辛味。润指能够润泽燥证，如肉桂、附子等以其辛味开发腠理，宣通阳气，津液通行，润泽肾之燥。

酸：能收能涩。收指收敛止汗、止血、收敛肺气、止带等作用。涩指涩肠止泻、固肾涩精止遗等作用。一般具有酸味的药物用于治疗虚汗、泄泻等证，如山茱萸、五味子涩精敛汗，五倍子涩肠止泻。酸味还具有生津止咳、开胃消食、软坚、安蛔等作用，如山楂、乌梅。

苦：能泄能燥能坚阴。泄包括通泄、降泄和清泄。通泄，如大黄，适用于热结便秘；降泄，如杏仁，适用于肺气上逆的喘咳；清泄，如栀子，适用于热盛心烦等证。燥指燥湿，用于湿证。寒湿证可用温性的苦味药如苍术；热湿证可用寒性的苦味药如黄连。坚阴指坚实强壮肾阴，如黄柏、知母用于肾阴虚亏而相火亢盛的痿证，即具有泻火存阴的意义。

咸：能下能软坚。下指具有泻下通便的作用，如芒硝；软坚指具有软坚散结的作用，多用以治疗瘰疬、痰核、痰块等证，如瓦楞子、牡蛎、昆布等。

甘：能补能和能缓。补指甘味具有补益作用，一般用于治疗虚证的滋补强壮药，如人参、熟地、沙参、核桃仁；和指具有和中作用，如白术、大枣、党参、山药；缓指缓和药性、缓解毒性和缓急止痛作用，如饴糖、蜂蜜、甘草等。甘味药多质润也善于滋燥，如瓜蒌、火麻仁等。

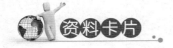

五味作用歌

五味辛甘酸苦咸，
辛能散行酸收涩，
甘补和缓淡渗利，
苦泄燥坚咸软下。

药性歌

辛发散行气血，甘补和中缓急，
酸涩收敛固涩，苦有泄燥之功，
咸能软坚泄下，淡能渗湿利尿，
辛甘温热升浮，酸苦咸凉沉降。

中药饮片加工技能训练

📚 项目描述

为中药饮片加工和处理而开设的项目单元。本单元包括洗药、切药、炒药和粉碎方面技能训练。

📚 实训要点

在中药饮片加工和处理实训室，让学生通过实践操作掌握中药饮片加工和处理的方法。

📚 教学组织

全班分组。学生通过观察、实践为主的方式在组长带队下进行讨论学习，教师加以引导和总结，通过实践—讨论—总结的方式达到教学目的。教师注意个别指导，因材施教，让学生在学习过程中通过展示的方式（展示自己的学习成果和展示自己的风格）来培养学生的动手能力和工作能力，不断把知识内化为能力。

技能训练一　洗药、切药

【训练目标】

1. 掌握中药洗药机、切药机的基本部件。
2. 掌握中药洗药机、切药机的基本操作。
3. 熟悉中药洗药机、切药机的一般维护和保养技术。

【实训设备】

滚筒式循环水洗药机、转盘式切药机、往复式切药机。

【实训内容】

滚筒式循环水洗药机

一、主要部件

包括：投料口、出料口、水阀、控制面板、水泵开关、正转、反转、电源开关、总停开关、滚筒（带挡板）、出水口。

二、操作规程

（一）准备工作

1. 人员准备

一更。

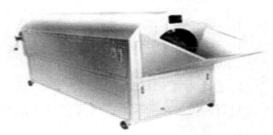

图 1 – 15　滚筒式循环水洗药机

2. 设备准备

进行岗位生产前检查，填写"检查记录"。检查水、电是否充足。

按"一般生产区、设备、容器、器具清洁规程"进行相关的清洁。

接通总电源。

挂贴本次生产状态标志。

3. 物料准备

核对物料：品名、批号、规格、数量、日期、操作者等。

（二）生产操作

1. 开机调试

开总电源—开总停—开水阀—打开水泵开关—按正转开关—按反转。

2. 正式生产

开机：开总电源—开总停—打开水泵开关—按正转开关—放药材—轻按反转（正转停）—重按反转—在出料口放容器—检查药品是否清洗干净—洁净药材。

关机：先关水泵开关—再关水阀—关总停—关总电源。

填写原始生产记录。

（三）清场

清物料。清设备。清车间。填写清场记录、清场合格证。关水电气门。

三、注意事项

反转出料时，先轻按反转，再重按反转。

转盘式切药机

一、主要部件

包括：控制面板、电源开关、总停开关、主机启动（刀片运转）、正转、反转、调速开关、传送带、进料口、出料口、刀片（3 个）。

二、操作规程

（一）准备工作

1. 人员准备

一更。

2. 设备准备

进行岗位生产前检查，填写"检查记录"。检查水、电是否充足。

按"一般生产区、设备、容器、器具清洁规程"进行相关的清洁。

接通总电源。

挂贴本次生产状态标志。

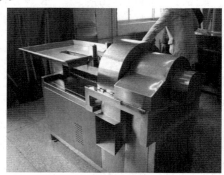

图 1－16　转盘式切药机

3. 物料准备

核对物料：品名、批号、规格、数量、日期、操作者等。

（二）生产操作

1. 开机调试

开总电源—开总停—开主机启动（刀转）—按正转—调速—按反转。

2. 正式生产

开机：开总电源—开总停—开主机启动—按正转—调速（on—调速大小）—放入药材—如果有堵塞轻按反转重按反转—如还不行则按暂停—清理堵塞物—开启暂停—再按正转—待合格药品切出。

关机：先关主机—关调速（off）—再关总停—关总电源。

填写原始生产记录。

（三）清场

清物料。清设备。清车间。填写清场记录、清场合格证。关水电气门。

三、注意事项

（1）调速时，先打开调速开关。

（2）清理堵塞物时，先轻按反转（暂停），再重按反转。

（3）重新切片时，先轻按正转（暂停），再重按正转。

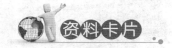

往复式切药机

　　这种切药机结构简单，适应性强，功率高。一般根、根茎、全草类药材均可切制。操作时，将被切药材堆放于机器台面上，启动机器，药材经输送带（带为无声链条组成）进入刀床切片。片的厚薄由偏心调节部进行调节。一般不适宜颗粒状药材的切制。

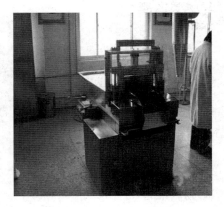

图 1-17　往复式切药机

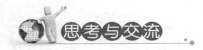

　　请同学们以小组为单位在组长带领下自己动手尝试操作，总结实践中获得的感悟，并进行交流。

技能训练二　炒药、粉碎

【训练目标】
1. 掌握中药炒药机、粉碎机组的基本部件。
2. 掌握中药炒药机、粉碎机组的基本操作。
3. 熟悉中药炒药机、粉碎机组的一般维护和保养技术。

【实训设备】
滚筒式炒药机、中药粉碎机组。

【实训内容】

滚筒式炒药机

一、主要部件

　　包括：控制面板、电源开关、总停开关、温度设定和实时显示、调速开关、正转、反转、加热开关、进料口、出料口、调速开关、滚筒、进料口、出料口、排风装置、引出道。

二、操作规程

（一）准备工作

1. 人员准备

一更。

2. 设备准备

进行岗位生产前检查，填写"检查记录"。检查水、电是否充足。

按"一般生产区、设备、容器、器具清洁规程"进行相关的清洁。

接通总电源。

挂贴本次生产状态标志。

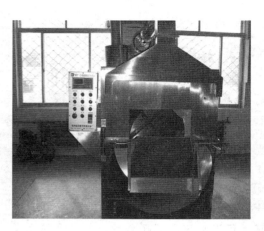

图 1 - 18　滚筒式炒药机

3. 物料准备

核对物料：品名、批号、规格、数量、日期、操作者等。

（二）生产操作

1. 开机调试

开总电源—开总停—电源开—筒体正转—变频调速—轻按筒体反转—重按筒体反转—轻按筒体反转。

2. 正式生产

开机：接通总电源—打开总停—电源开—设定温度—测筒内实际温度—调到测量—设定液筒转速—筒体正转—变频调速—加热开—预热后加料开始炒—炒好后加热停—轻按筒体反转—重按筒体反转—出料—散热 15min—轻按筒体正转—重按筒体正转—正转加水清洗 15～30min—轻按反转重按反转—出水。

关机：关总停—关机器总电源。

填写原始生产记录。

（三）清场

清物料。清设备。清车间。填写清场记录、清场合格证。关水电气门。

三、注意事项

先轻按反转（暂停），再重按反转。

中药粉碎机组

一、主要部件

包括：进料口、喂料器、粉碎机（主轴、转盘、刀头、风叶）、转筛（板框式筛网）、出料管、回流管、进水口（2 个）、出水口（2 个）（上进下出）、一次集料器（6 个袋子）、二次集料器、引风机、引风道、净化集粉装置、排尘口、控制面板、电源开关、喂料器开关、转筛开关、调速开关、全速开关、净化集粉开关。

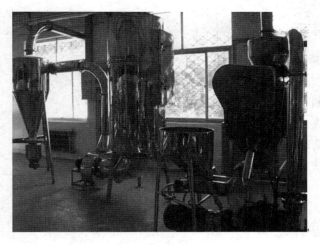

图 1-19　中药粉碎机组

二、操作规程

（一）准备工作

1. 人员准备

一更。

2. 设备准备

进行岗位生产前检查，填写"检查记录"。检查水、电是否充足。

按"一般生产区、设备、容器、器具清洁规程"进行相关的清洁。

接通总电源。

挂贴本次生产状态标志。

3. 物料准备

核对物料：品名、批号、规格、数量、日期、操作者等。

（二）生产操作

1. 开机调试

开总电源（转动钥匙）—开粉碎机，15s后转筛自动启动—开喂料器。

2. 正式生产

开机：喂料器（自动链）—开粉碎机—15s后喂料器和转筛自动启动—开净化集粉开关—往料斗加料—粉碎—速度不适可调速（看喂料器是否有变化）—检查药物粉碎是否合格—停止调速—如果机器发热进行制冷—打开冷却水（低进高出）—经常从布袋里拿出药材检查是否合格。

关机：工作完成先停喂料器（旋至停止），10min以后停粉碎机（粉碎完全，无堵塞），停净化集粉装置，关调速。

填写原始生产记录。

（三）清场

清物料。清设备。清车间。填写清场记录、清场合格证。关水电气门。

三、注意事项

（1）进料量不宜过大。
（2）严禁铁制品进入机腔。
（3）注意控制温度在 60 ~ 70℃。
（4）时时检查产品是否合格。
（5）停机时清理喂料器：旋钮旋至"手动""全速"。
（6）停机时清理转筛：开转筛开关。

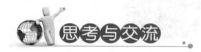

请同学们以小组为单位在组长带领下自己动手操作，总结实践中获得的感悟，并进行交流。

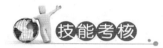

表 1 - 2　中药饮片加工技能考核评分标准

形式	考核项目	考核方法	考核内容	分值分配	得分
操作和口试	洗药机、切药机、炒药机、粉碎机组	每人任意抽取 1 个机器	主要部件（口试）	20	
			准备工作（口试）开机调试（操作）正式生产（操作）	70	
			清场（口试）	10	
	总分			100	

表 1 - 3　中药饮片加工具体岗位操作评分标准

岗位：洗药（滚筒式洗药机）

考核内容	技能要求	分值	实得分
准备工作	知道一更更衣程序	5	
	检查生产文件、清场、设备及相关设施是否符合要求	5	
	配料核对品名、数量、批号	2	
	检查洗涤水供应情况	2	
	检查水箱注水阀门是否打开	2	
	点动试机（开关 - 启动马上放下），无障碍，重新启动运行	5	

续表

考核内容	技能要求	分值	实得分
生产操作	开进水阀门加水至满水箱	4	
	知道根据药材的性质和药材净度来调节药筒的转速	5	
	开启总电源开高压水泵喷淋药材	10	
	知道：在开倒转顺转洗药时，要将洗药筒停止，停稳后再转换运转方向	10	
	洗药停止时关好高压水泵，关好洗药筒运转电源，关好洗药机总电源，最后关好水箱管道的阀门	15	
	关闭电源开关拔下电源插头	5	
合计		70	

岗位：切药（往返式切药机）

考核内容	技能要求	分值	实得分
准备工作	知道一更更衣程序	5	
	检查生产文件、清场、设备及相关设施是否符合要求	5	
	配料核对品名、数量、批号	4	
	根据药材大小、工艺饮片的要求，调整切药机的档位	4	
	试开机运行，检查设备运转是否正常，有无异常响声	2	
生产操作	接通电源，点动试机，无异常情况后启动电机，开气泵	15	
	将药材铺于切药机输送带上	5	
	铺加药材要均匀，禁止用手去挤压，以保证药材由输送带自然送到刀口处进行切片	10	
	操作完毕，以及时清理输送带，以及切药刀片、刀口处及转动部位的余斜	10	
	关闭切药机控制开关，切断总电源	5	
	关闭电源开关拔下电源插头	5	
合计		70	

岗位：粉碎（中药粉碎机组）

考核内容	技能要求	分值	实得分
准备工作	知道一更更衣程序	10	
	检查生产文件、清场、设备及相关设施是否符合要求	5	
	配料核对品名、数量、批号	3	
	试开机运行，检查设备运转是否正常，有无异常响声	2	

续表

考核内容	技能要求	分值	实得分
生产操作	接通粉碎机组主电源	5	
	点动试机，无异常情况后启动电源	10	
	粉碎机运转正常后，投入药材进行粉碎，在开粉碎机时，喂料器和转筛自动运转，开净化集粉开关	10	
	生产过程需检查物料粉碎情况	5	
	停机时，先停喂料器（旋至停止），10min以后停粉碎机（粉碎完全，无堵塞），停净化集粉装置，关调速	10	
	机器发热进行制冷处理	5	
	关闭粉碎机机控制开关，切断总电源	5	
合计		70	

岗位：炒药（电热炒药机）

考核内容	技能要求	分值	实得分
准备工作	知道一更更衣程序	10	
	检查生产文件、清场、设备及相关设施是否符合要求	5	
	配料核对品名、数量、批号	3	
	试开机运行，检查设备运转是否正常，有无异常响声	2	
生产操作	接通炒药机电源	5	
	点动试机，无异常情况后启动电机	10	
	炒药机运转正常后，投入药材进行翻炒，在换"正反转"时一定要停稳炒药机再到反转	10	
	除进料外，运转时关好炒药锅进出料的门	5	
	停机时，关闭加热按钮，筒内物料全部出完后，让炒药筒空转15min散热，加水冲洗，再关闭电源停止运行	15	
	关闭炒药机控制开关，切断总电源	5	
合计		70	

知识链接

中药材精选加工

水选：药物通过水，将杂质选出或漂去杂质的常用方法。
洗净：系用清水将在药材表面的泥土、灰尘、霉斑或其他不洁之物洗去。
淘洗：用大量清水荡洗附在药材表面的泥沙或杂质。如蝉蜕、蛇蜕、地鳖虫等。
水选所用设备：滚筒式循环水洗药机（图1-15）。

中药饮片切制

机器切制：目前，全国各地生产的切药机种类较多，功率不等，基本特点是生产能力大，速度快，节约时间，减轻劳动强度，提高生产效率。但目前看来，更新、改进现有的切药机器，使之能生产多种饮片类型是机器切制亟待解决的问题。

操作时，将软化好的药材整齐地置输送带上或药斗中，压紧，随着机器的转动，药材被送至刀口，运动着的刀片将其切制成一定规格的饮片。

机器切制所用设备：转盘式切药机（图1-16）、往复式切药机（图1-17）。

中药饮片炒法

炒法定义：将净选或切制后的药物，置预热容器内，用不同火力连续加热，并不断搅拌或翻动至一定程度的炮制方法称为炒法。

炒的目的：增强药效，缓和或改变药性，降低毒性或减少刺激作用，矫臭矫味，利于贮存和制剂等。

机器炒常用滚筒式炒药机（图1-18），其利用机器旋转翻动药物，此法适合大生产。

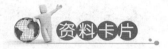

炒药操作程序

一般可分为四个步骤：预热—投药—翻炒—出锅。

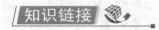

中药的粉碎

粉碎的定义：借助机械力或其他方法将大块固体物质碎成规定细度的操作过程。

粉碎的目的：

(1) 便于调剂和服用。

(2) 便于提取，有利于有效成分的浸出或溶出。

(3) 增加药物的表面积，促进药物的溶解与吸收，提高生物利用度。

(4) 为制备多种剂型奠定基础。

粉碎的设备：中药粉碎机组（图1-19）。

中药提取和分离技能训练

📖 项目描述

为中药化学成分提取而开设的项目单元。本单元包括中药多功能提取罐技能训练。

📖 实训要点

在中药提取实训室，让学生通过实践操作掌握中药提取和分离的方法。

📖 教学组织

全班分组。学生通过观察、实践为主的方式在组长带队下进行讨论学习，教师加以引导和总结，通过实践—讨论—总结的方式达到教学目的。教师注意个别指导，因材施教，让学生在学习过程中通过展示的方式（展示自己的学习成果和展示自己的风格）来培养学生的动手能力和工作能力，不断把知识内化为能力。

案例导入

丹参中丹参酮的提取和分离方法

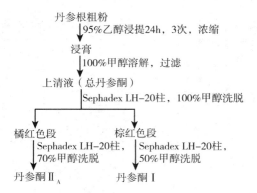

丹参根粗粉
　　│95%乙醇浸提24h，3次，浓缩
浸膏
　　│100%甲醇溶解，过滤
上清液（总丹参酮）
　　│Sephadex LH-20柱，100%甲醇洗脱
橘红色段　　　　　　棕红色段
│Sephadex LH-20柱，　│Sephadex LH-20柱，
│70%甲醇洗脱　　　　│50%甲醇洗脱
丹参酮 II_A 　　　　丹参酮 I

技能训练一　中药多功能提取罐操作

【训练目标】

1. 掌握中药多功能提取罐的基本部件。
2. 掌握中药多功能提取罐的基本操作。
3. 熟悉中药多功能提取罐的一般维护和保养技术。

【实训设备】

中药多功能提取罐。

【实训内容】

一、主要部件

包括：罐体、罐盖、蒸汽压力表、加料桶、排气阀、视窗、温度计、蒸汽管（阀、夹层）、安全阀、内压力表、油水分离器、出油管、封闭循环管、冷凝水进出口、过滤器、贮液罐、抽液泵、蒸汽冷凝水排放管旁路、疏水阀、罐底两个放液阀（一为排污阀，另一为抽液泵前阀）。

二、操作规程

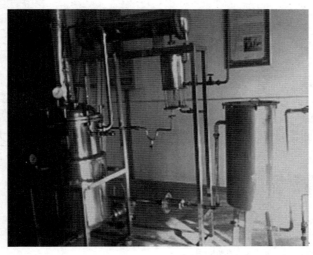

图 1 – 20　中药多功能提取罐

（一）准备工作

1. 人员准备

一更。

2. 设备准备

（1）进行岗位生产前检查，填写"检查记录"。

（2）检查各管道接头、阀门、密封圈、压力表、温度计等是否完好。

（3）检查蒸汽、冷却水是否充足。

（4）按"一般生产区、设备、容器、器具清洁规程"进行相关的清洁。

（5）接通总电源（墙上电控箱，左一是抽液泵）。

（6）填写、挂本次运行状态标识。

3. 物料准备

根据"批生产指令"领取从前处理间来的中药材，如丹参，核对品名、规格、批号、数量等，填写交换单。

（二）生产操作

（1）加料　将丹参加入提取罐的加料桶内，一般加满。

（2）加溶媒　关闭出液阀（罐体底部两个），加95%乙醇溶媒至稍浸过药材量，加盖，浸泡30min左右。

（3）开蒸汽加热　开蒸汽阀，压力＜0.09MPa。开蒸汽排放旁路阀，至有蒸汽出来关闭。

（4）开冷凝器　打开冷凝水进出口阀。

（5）回流提取　沸腾开始计时提取1.5h，运行中注意检查。提取完毕，关闭蒸汽阀，关冷凝器进水阀，开连泵放液阀，开抽水泵。

（6）所得药液经过滤器进入贮液罐。

（7）用50%乙醇重复回流一次，时间为1h。

（8）填写生产原始记录表。

（三）清场

清物料。清设备。清房间。发"清场合格证"。关闭水电气门。

三、注意事项

生产中随时观察：温度计为90℃左右，内压表读数为0，蒸汽压力表读数小于0.09MPa。是否有回流液；注意调节蒸汽阀门，保持液面微沸，不致大量泡沸。

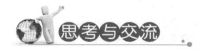

1. 锅内压高时，如何处理？

2. 蒸汽压力过大或过小怎么处理？

3. 设备内如何清洗？

技能训练二　中药减压浓缩装置操作

【训练目标】

1. 掌握减压浓缩装置的基本部件。

2. 掌握减压浓缩装置的基本操作。

3. 熟悉减压浓缩装置的一般维护和保养技术。

【实训设备】

中药减压浓缩装置。

【实训内容】

一、主要部件

包括：加热蒸发器（2 个盘管，通蒸汽加热）、视窗、液位计、进料管（阀）、温度计、真空压力表（阀）、出料管（阀、浓缩液出口）、放气管（阀、破坏真空）、蒸汽管（阀）、安全阀、蒸汽压力表、蒸汽冷凝水排放管旁路（阀）、疏水阀、气液分离器（将汽送往冷凝器，将液体回流入加热蒸发器）、冷凝器、冷却器、接受器、放气管（阀）、出液管（阀、回收溶剂出口）、控真空管（阀）、控液管（阀）、U 形回流管、冷凝水进出管（阀）、真空泵、真空阀。

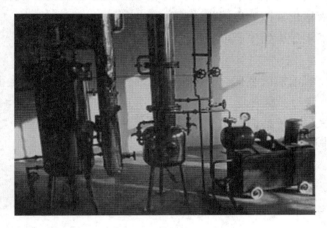

图 1-21　中药减压浓缩装置

二、操作规程

（一）准备工作

1. 人员准备

一更。

2. 设备准备

（1）进行岗位生产前检查，填写"检查记录"。

（2）检查各管道接头、阀门、密封圈、压力表、温度计等是否完好。

（3）检查蒸汽、冷却水是否充足。

（4）按"一般生产区、设备、容器、器具清洁规程"进行相关的清洁。

（5）接通总电源（墙上电控箱，左二是真空泵）。

（6）关闭加热器底部出料阀，关闭接受器下部出液阀，关闭放气阀（2 个）。

（7）填写、挂本次运行状态标识。

3. 物料准备

已提取待浓缩的药液。

（二）生产操作

（1）打开真空阀，开真空泵（观察真空表读数，看是否有真空）。

（2）开进料阀，将贮液罐内的药液抽入真空减压浓缩罐内（罐内药液为了保证一定的蒸发空间，与液位计顶部相平为宜，或为罐体的2/3容积）。

（3）开蒸汽阀，压力<0.09MPa，开蒸汽冷凝水旁路放水，至有蒸汽放出时关闭。

（4）开冷凝器进出口阀，进行减压浓缩。

（5）物料浓缩达到工艺要求比重（如丹参为1.25～1.29）的膏状时，关闭蒸汽阀。

（6）关闭冷凝水进出口阀；关真空泵（注意：一定是先关真空阀，再关真空泵。否则真空池内的水会倒流回冷凝器），开真空阀（破坏真空）。

（7）开启出料阀，将浓缩液放净后关闭出液阀。

（8）开启接液罐出液阀放出回收液后关闭出液阀。

（9）填写浓缩工序原始生产记录表。

（三）清场

（1）清物料　将浓缩液装桶，每件附标签，标明品名、数量、比重、日期、工号，并作半成品检查，测丹参酮含量。合格者进入下道工序或中间站。将回收液装桶，待回收酒精冷至室温后，测其酒精度，称重，每件附标签，标明品名、数量、浓度、日期、工号，进入中间站。

（2）清设备　用水冲洗设备内。75%乙醇擦拭外表面。

（3）清房间　按一般生产区清洁规程进行清洁。

（4）关闭水电汽门。

三、注意事项

（1）生产中随时观察　温度计读数，真空表读数，加热器内泡沸情况，蒸汽压力表读数，回流液。

（2）在生产中放出回流液　先关接受器两侧的阀，开放气阀（破坏真空），开出液阀。

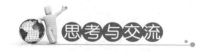

1. 设备内如何用水洗涤？
2. 接受器是否需清洗？

技能训练三　中药水提醇沉法操作

【训练目标】

1. 掌握水提醇沉法的原则。

2. 掌握水提醇沉法操作要点。

【实训设备】

酒精沉淀罐。

【实训内容】

一、选择水提醇沉法的原则

中药中含有生物碱盐、苷类、蒽醌类、有机盐、氨基酸、多糖等易溶于水的一些成分，适用于水提醇沉法。该法是利用中药中大部分有效成分溶于水的特性，用水将有效成分提取出来，并将提取液浓缩，然后用适量的乙醇反复数次溶解，使不溶于乙醇的杂质如蛋白质、黏液质、糊化淀粉、树脂或多糖等沉淀，达到分离精制的目的。

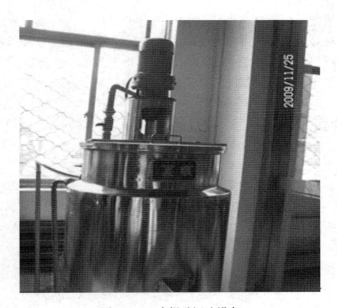

图 1 – 22 水提醇沉法设备

二、水提醇沉法操作要点和注意事项

该精制方法是将中药材饮片先用水提取，再将提取液浓缩至约每毫升相当于原药材 1~2g，加入适量乙醇，冷藏适当时间，分离去除沉淀，最后制得澄清的液体。

操作时应注意以下问题。

(一) 药液的浓缩

水提取液应经浓缩后再加乙醇处理，这样可减少乙醇的用量。为使沉淀完全，浓缩时最好采用减压低温；特别是经水醇反复数次沉淀处理后的药液，不宜用直火加热浓缩。浓缩前后可视情调节 pH，以保留更多的有效成分，尽可能去除无效物质。例如，黄酮类在弱碱性水溶液中溶解度增大，生物碱在酸性溶液中溶解度增大，而蛋白质在 pH 接近等电点时易沉淀去除。浓缩程度宜适宜，因为有些具生理活性的成分，如多种苷元、香豆素、内酯、黄酮、蒽醌、芳香酸等在水中难溶解。若药液浓度太大，经醇沉淀回收乙醇后，如再进行过滤处理，则成分损失。

（二）加醇的方式

分次醇沉或以梯度递增方式逐步提高乙醇浓度的方法进行醇沉。此法有利于除去杂质，减少杂质对有效成分的包裹而一起被沉出。应将乙醇慢慢地加入到浓缩药液中，边加边搅拌，使含醇量逐步提高。分次沉淀，每次回收乙醇后再加乙醇调至规定含醇量，可减少乙醇的用量，但操作较麻烦；梯度递增法醇沉，操作较方便，但乙醇用量大。

（三）含醇量

调药液含醇量达某种浓度时，只能将计算量的乙醇加入到药液中，而用酒精计算药液中乙醇含量的测量方法是不正确的。

（四）冷藏与处理

加乙醇时药液的温度不能太高，加至所需含醇量后，将容器口盖严，以防乙醇挥发。待含醇量慢慢降至室温后再移至冷库中，于 5～10℃ 下静置 12～24h，若含醇药液降温太快，微粒碰撞机会减少，沉淀颗粒较细，难于过滤。待充分静置冷藏后，先虹吸上清液，可顺利过滤，下层稠液再慢慢抽滤。

技能训练四　敞口倾斜式夹层锅的操作

【训练目标】

掌握敞口倾斜式夹层锅操作要点。

【实训设备】

敞口倾斜式夹层锅。

【实训内容】

标准操作规程。

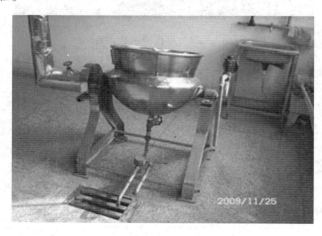

图 1－23　敞口倾斜式夹层锅

一、开机前准备

（1）检查设备清洁情况。

（2）检查水、气供应情况。

（3）检查凸轮、导柱是否需上润滑油。

（4）投料前先将蒸汽、水、药液阀门关闭，检查完毕后，再将处方规定的药材投入煎煮锅中，并挂上生产状态标识牌。

（5）试开机运行，夹层锅运行正常，再重新启动。

二、操作

（1）接通夹层锅电源。

（2）开启水阀，根据各品种的工艺规定加入煎煮用水，并通过水表控制加入水量。

（3）开启蒸汽阀门进行加热，从煎煮液沸腾开始计时，按工艺规定时间煎煮，煎煮中途若遇停汽要减掉停汽时间，并延长相应时间。

（4）蒸汽压力大小应以维持药液沸腾为度，并随时观察蒸汽压力表控制汽量和煎煮罐的工作状况，防止药液外溢。

（5）煎煮完毕应先关闭蒸汽阀门，再将煎煮液阀门打开，使药液通过管道放入储液罐中，挂上状态标志，标明品名、批号、日期。

（6）根据生产工艺规程的要求，重复以上操作。第二次、第三次的煎煮液并入第一次的煎煮液中，移交下一次生产工序。

三、清场

（1）清物料。

（2）按夹层锅清洗规程对夹层锅进行清洁。

（3）清房间 按一般生产区清洁规程进行清洁。

（4）关闭水电汽门。

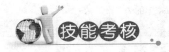 技能考核

表 1 - 4　中药提取和分离技能考核评分标准

形式	考核项目	考核方法	考核内容	分值分配	得分
操作和口试	多功能提取罐和减压浓缩装置	每人任意抽取 1 个机器	主要部件（口试）	20	
			准备工作（口试）开机调试（操作）正式生产（操作）	70	
			清场（口试）	10	
		总分		100	

表1-5 中药提取、分离具体岗位评分标准

岗位：提取（多功能提取罐）

考核内容	技能要求	分值	实得分
准备工作	知道一更衣程序	5	
	检查生产文件、清场、设备及相关设施是否符合要求	2	
	配料核对品名、数量、批号		
	检查蒸汽、冷却水是否充足	2	
	检查各管道接头、阀门、密封圈、压力表、温度计等是否完好	2	
生产操作	加料：将丹参加入提取罐的加料桶内，一般加满	4	
	加溶媒：关闭出液阀（罐体底部两个），加95%乙醇溶媒至稍浸过药材量，加盖，浸泡30min左右	10	
	开蒸汽加热：开蒸汽阀，压力<0.09MPa。开蒸汽排放旁路阀，至有蒸汽出来关闭	10	
	开冷凝器：打开冷凝水进出口阀	10	
	回流提取观察	15	
	所得药液经过滤器进入贮液罐	5	
合计		70	

岗位：浓缩（减压浓缩装置）

考核内容	技能要求	分值	实得分
准备工作	知道一更衣程序	5	
	检查生产文件、清场、设备及相关设施是否符合要求	5	
	检查蒸汽、冷却水是否充足	2	
	检查各管道接头、阀门、密封圈、压力表、温度计等是否完好	2	
	关闭加热器底部出料阀，关闭接受器下部出液阀，关闭放气阀（2个）	5	
生产操作	打开真空阀，开真空泵（观察真空表读数，看是否有真空）	4	
	开进料阀，将贮液罐内的药液抽入真空减压浓缩罐内（罐内药液为了保证一定的蒸发空间，与液位计顶部相平为宜或为罐体的2/3容积）	5	
	开蒸汽进出口阀，压力<0.09MPa，开蒸汽冷凝水旁路放水，至有蒸汽放出时关闭	10	
	开冷凝器进出口阀，进行减压浓缩	10	
	物料浓缩达到工艺要求比重（如丹参为1.25~1.29）的膏状时，关闭蒸汽阀。关闭冷凝水进出口阀；关真空泵（注意：一定是先关真空阀，再关真空泵。否则真空池内的水会倒流回冷凝器），开真空阀（破坏真空）	17	
	开启出料阀，将浓缩液放净后关闭出液阀。开启接液罐出液阀放出回收液后关闭出液阀	5	
合计		70	

中药溶剂提取法

定义：根据中草药中各种有效成分溶解度的性质，选用对需要成分溶解度大而对其他成分溶解度小的溶剂，将所需要的有效成分从药材组织内溶解出来的一种提取方法。

选择溶剂的要点：①要对有效成分溶解度大，对杂质溶解度小；②不能与成分起化学变化；③溶剂要价廉、易得和使用安全。

常用的溶剂——水

优点：①价廉、易得、使用安全；②对重要细胞穿透力强；③大多数药材的有效成分均能提取出来。

缺点：①淀粉、果胶等黏液质成分较多的易被糊化，难过滤；②苷类成分用水提易酶解；③对成分的选择性差，提出的杂质较多；④提取液易酸败、变质、不宜久留。

回流提取法

定义：在应用乙醇等易挥发的有机溶媒提取有效成分时，为了减少溶媒的使用量和溶媒的消耗，而采用加热提取，使溶媒挥发冷却后重新回流至锅内的一种提取方法。

操作方法：取已加工（切段或粗粉）好的药材投入多功能提取罐中，加入配置好的溶媒适量，用夹层蒸汽加热，并及时打开冷凝器的冷却水，沸腾时要先排除罐内空气，再关闭排气阀，开始计时。

优点：①回流提取速度快；②使用的溶媒更少；③提取有效成分更完全。

缺点：①提取出来的药液杂质较多；②操作时技术要求更高；③对热不稳定的成分不宜使用本法。

设备：中药多功能提取罐（图1-20）。

中药浓缩

目的：提高溶液的浓度，促进溶质析出。

方法：蒸发法。

蒸发是用加热的方法，使溶液中部分溶剂（乙醇）气化并除去，从而提高浓缩的浓度，促进溶质析出的工艺操作。

减压蒸发法

定义：是使蒸发器内形成一定的真空度，将溶液的沸点降低，进行的沸腾操作。

优点：①蒸发温度低，蒸发速度快；②对热不稳定的有效成分适用此法；③收膏时温度较低，不易形成焦屑；④既能浓缩，又能回收乙醇。

设备：减压浓缩装置（图1-21）。

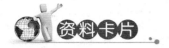

蒸发回收

在蒸发醇沉上清液或渗漉液（回流液）时，乙醇等有机溶剂通过冷凝回收，经适当处理或精馏提高回收的乙醇浓度后，可以重复应用，以减少溶剂的消耗和降低成本。

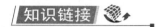

中药有效成分的分离

定义：中药化学成分经提取浓缩后，得到的仍是含有多种成分的混合物，需选用适当的方法进行进一步的分离、精制才能得到所需要的成分，这一过程称为分离。

常用的分离方法：沉淀法、结晶法、盐析法、两相溶剂萃取法、机械分离法等。

水提醇沉法

定义：系指处方中药材加水煎煮，既提取出有效成分，如生物碱盐、苷类、有机酸类、氨基酸、多糖类等；同时也提出一些水溶性杂质，如淀粉、蛋白质、黏液质、鞣质、色素、无机盐等。

醇沉法的一般生产流程：中药材—前处理—水提取—水提取液浓缩—浓缩液—醇沉淀—过滤—滤液回收乙醇—收膏。

设备：水提醇沉法设备（图1-22）。

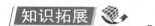

中药学的发展

中药是我国传统药物的总称。中药的认识和使用是以中医理论为基础，具有独特的理论体系和应用形式，充分反映了我国历史、文化、自然资源等方面的特点。由于其来源以植物性药材居多，使用也最普遍，所以古来相沿把药学称为"本草"。本草典籍和文献资料十分丰富，记录着我国人民发明和发展医药学的智慧创造和卓越贡献，并较完整地保存和流传下来，成为中华民族优秀文化宝库中的一个重要内容。及至近代，随着西方医药学在我国的传播，本草学遂逐渐改称为"中药学"。中药学发展经历了以下十个阶段：

一、先秦时期

我国古籍中记述的"神农尝百草之滋味……一日而遇七十毒"的传说生动而形象地概括了药物知识萌芽的实践过程。《诗经》中涉及的植物和动物共300多种，其中不少是后世本草著作中收载的药物。《山海经》载有100余种动物和植物药，并记述了它们的医疗用途。20世纪70年代初出土的帛书《五十二病方》载方约300个，涉及药物240余种，对炮制、制剂、用法、禁忌等皆有记述，说明中药的复方应用具有十分悠久的历史。

二、秦汉时期

西汉时期已有药学专著出现，如《史记·扁鹊仓公列传》载名医公孙阳庆曾传其弟子淳于意《药论》一书。从《汉书》中的有关记载可知，西汉晚期不仅已用"本草"一词来指称药物学及药学专著，而且拥有一批通晓本草的学者。

现存最早的药学专著是《神农本草经》（简称《本经》）。该书并非出于一时一人之手，而是经历了较长时期的补充和完善过程。其成书的具体年代虽尚有争议，但不会晚于公元2世纪。《本经》原书早佚，目前的各种版本，均系明清以来学者考订、整理、辑复而成。其"序例"部分，言简意赅地总结了药物的四气五味、有毒无毒、配伍法度、服药方法、剂型选择等基本原则，初步奠定了药学理论的基础。各论载药365种，按药物有毒与无毒、养身延年与祛邪治病的不同，分为上、中、下三品，即后世所称的"三品分类法"。每药之下，依次介绍正名、性味、主治功用、生长环境，部分药物之后还有别名、产地等内容。《本经》系统地总结了汉以前的药学成就，对后世本草学的发展具有十分深远的影响。

三、魏晋南北朝时期

由于战乱，"文籍焚靡，千不遗一"，后人对这一时期本草学的了解还很不全面。但是，此间留下的本草书目仍有近百种之多。重要的本草著作，除《吴普本草》、《李当之药录》《名医别录》、《徐之才药对》外，首推梁·陶弘景所辑《本草经集注》。该书约完成于公元500年左右，"序例"部分首先回顾本草学的发展概说，接着对《本经》序例条文逐一加以注释、发挥，具有较高的学术水平。针对当时药材伪劣品较多的状况，补充了大量采收、鉴别、炮制、制剂及合药取量方面的理论和操作原则，还增列了"诸病通用药"、"解百毒及金石等毒例"、"服药食忌例"（原书无标题，以上题目为后人所习用）等，大大丰富了药学总论的内容。各论部分，首创按药物自然属性分类的方法，将所载730种药物分为玉石、草木、虫兽、果、菜、米食及有名未用七类，各类中又结合三品分类安排药物顺序。

南朝刘宋时期雷敩纪敦著《炮炙论》，叙述药物通过适宜的炮制，可以提高药效，减轻毒性或烈性，收录了300种药物的炮制方法。该书是我国第一部炮制专著，也标志着本草学新分支学科的产生。

四、隋唐时期

隋唐时期，医药学有较大发展，各地使用的药物总数已达千种。另一方面，由于长期分裂、战乱等多种原因造成药物品种及名称混乱，加之《本草经集注》在一百多年来的传抄中出现了不少错误，因此对本草学进行一次大规模的整理，既是当时的迫切需要，也是本草学发展的必然结果。唐显庆四年（公元 659 年）颁行了由李勣、苏敬等主持编纂的《新修本草》（又称《唐本草》）。本书的完成，依靠了国家的行政力量和充分的人力物力，是我国历史上第一部官修本草。全书卷帙浩博，收载药物共 844 种。书中还增加了药物图谱，并附以文字说明。这种图文对照的方法开创了世界药学著作的先例，无论形式和内容，都有崭新的特色；不仅反映了唐代药学的高度成就，并对后世药学的发展也有深远影响。该书很快传到国外，如公元 731 年即传入日本，并广为流传。日本古书《延喜式》还有"凡医生皆读苏敬新修本草"的记载。

开元年间（公元 713～741 年），陈藏器编成《本草拾遗》。作者深入实践，不仅增补了大量民间药物，而且辨识品类也极审慎。陈氏又将各种药物功用概括为十类，即宣、通、补、泻、轻、重、滑、涩、燥、湿十种，为中药按临床功效分类的开端。

唐代已开始使用动物组织、器官及激素制剂。《唐本草》记载了用羊肝治夜盲症和改善视力的经验；《本草拾遗》记录了人胞作为强壮剂的效力；而用羊靥（羊的甲状腺）和鹿靥治甲状腺病，则见于《千金方》。酵母制剂在公元前即有记载，到了唐代已普遍地用于医药，如《千金方》和甄权的《药性论》都对神曲的性质功用有明确的叙述。

唐至五代时期对某些食物药和外来药都有专门的研究。由孟诜原著，经张鼎改编增补而成的《食疗本草》，全面总结了唐以前的营养学和食治经验，是这一时期最有代表性的食疗专书。李珣的《海药本草》，则主要介绍海外输入药物及南药，扩充了本草学的内容，也反映出唐代对外来药物引进的情况和认识水平。

五、宋代

由于经济、文化、科学技术和商业交通的进步，尤其是雕版印刷的应用，为宋代本草学术的发展提供了有利条件。本草书籍的修订，乃沿唐代先例以国家规模进行。公元 973～974 年刊行了《开宝本草》，1060 年刊行《嘉佑补注本草》，1061 年刊行《本草图经》。《本草图经》亦称《图经本草》，所附 900 多幅药图是我国现存最早的版刻本草图谱。而私人撰述的书籍，如唐慎微的《经史证类备急本草》（后世简称《证类本草》），则在此基础上研究整理了大量经史文献中有关药学的资料，其内容丰富，载药总数已达到 1500 余种，并于各药之后附列方剂以相印证，医药紧密结合。宋以前许多本草资料后来已经亡佚，亦赖此书的引用得以保存下来。它不但具有很高的学术价值和实用价值，而且还具有很大的文献价值。

六、金元时期

宋代本草著作的大量刊行，方兴未艾的药理研究，留下了丰富的药学文献，并扩展了金元医家的学术视野。他们不再承袭唐宋的本草学风，改变了以资料汇集整理、药物品种搜寻和基源考证为重点的做法，编纂药书，不求其赅备，而多期于实用。因此，金元两代没有出现一种有代表性的大型综合本草。这一时期的本草，一般出自医家之手，内容简要，具有明显的临床药物学特征。如刘完素的《素问药注》、《本草论》，张元素的《珍珠囊》、《脏腑标本药式》，李东垣的《药类法象》、《用药心法》，王好古的《汤液本草》，朱丹溪的《本草衍义补遗》等。上述本草的主要特点有两点：一是发展了医学经典中有关升降浮沉、归经等药物性能的理论，使之系统化，并作为药物记述中的重要内容；二是大兴药物奏效原理探求之风。他们在宋人基础上，以药物形、色、气、味为主干，利用气化、运气和阴阳五行学说，建立了一整套法象药理模式。这一努力的结果，丰富了中药的药理内容，但其简单、机械的推理方式，又给本草学造成了一些消极后果。

元代忽思慧所著《饮膳正要》是饮食疗法的专门著作，记录了不少回、蒙民族的食疗方药和元蒙宫廷食物的性质及有关膳食的烹饪方法，至今仍有较高的参考价值。

七、明代

伟大的医药学家李时珍（1518～1593年），以毕生精力，亲历实践，广收博采，实地考察，对本草学进行了全面的整理总结，历时27年编成了《本草纲目》。全书52卷，约200万言，收药1892种（新增374种），附图1100多幅，附方11000余首。序例部分对本草史和中药基本理论进行了全面、系统的总结和发挥。各论分水、火、土、金石、草、谷、菜、果、木、服器、虫、鳞、介、禽、兽、人等16部，以下再分为60类。各药之下，分正名、释名、集解、正误、修治、气味、主治、发明、附方诸项，逐一介绍。《本草纲目》集我国16世纪以前药学成就之大成，在训诂、语言文字、历史、地理、植物、动物、矿物、冶金等方面也有突出成就。本书16世纪末即传播海外，先后有多种文字的译本，对世界自然科学也有举世公认的卓越贡献。

这一时期的专题本草也取得瞩目成就。1406年朱橚撰《救荒本草》，选择可供灾荒时食用之物414种，记述其名称、产地、形态、性味良毒、食用部位和加工烹饪方法等，并精心绘制成图，在医药、农学、植物学方面均有较高价值。15世纪中期，兰茂实地调查和搜求云南地区药物400余种，辑为《滇南本草》，它是我国现存内容最丰富的古代地方本草。李中立《本草原始》偏重于生药学研究，缪希雍《炮炙大法》则是明代影响最大的炮制专著。

这一时期人工栽培的药物已达200余种，种植技术也有很高的水平，如川芎茎节的无性繁殖，牡丹、芍药的分根繁衍。《本草蒙荃》所载五倍子制百药煎（没食子酸），早于欧洲200余年。约为16世纪的著作《白猿经》所记的用新鲜乌头制取冰晶状的"射罔"，实为乌头碱的结晶，比起欧洲人在19世纪初叶从鸦片中提炼出号称世界第一种生物碱——吗啡，还要早一百多年。

此外，卢复历时14年，以《本草纲目》和《证类本草》资料为主，于1626年辑成《神农本草经》3卷，为该书现存最早的辑复本。

八、清代

清代研究本草之风盛行。一是由于医药学的发展，有必要进一步补充修订《本草纲目》的不足，如赵学敏《本草纲目拾遗》；二是配合临床需要，以符合实用为原则，撷取《本草纲目》精粹，编撰成节要性本草，如汪昂《本草备要》、吴仪洛《本草从新》、黄宫绣《本草求真》等；三是受考据之风影响，从古代文献中重辑《神农本草经》，如孙星衍、顾观光等人的辑本，或对《本经》进行注释发挥，如张璐《本经逢原》、邹澍《本经疏证》等。

《本草纲目拾遗》（1765 年）共十卷，载药 921 种，其中新增药物 716 种。补充了马尾连、金钱草、鸦胆子等大量疗效确切的民间药，太子参、西洋参、冬虫夏草、银柴胡等临床常用药，同时收载了金鸡纳（奎宁）、香草、臭草等外来药，极大地丰富了本草学的内容。同时它对《本草纲目》已载药物备而不详的，加以补充，错误之处加以订正。本书不但总结了我国 16～18 世纪本草学发展的新成就，还保存了大量今已散失的方药书籍的部分内容，具有重要文献价值。

《本草求真》（1769 年）载药 520 种，上篇分述药物的气味、功能、禁忌、配伍和制法等，下篇阐述脏腑病证主药、六淫病证主药、药物总义等内容。由于本书以临床实用为宗旨，正文药物分为补、涩、散、泻、血、杂、食物 7 类，每类又分若干子目。为了便于检索，书末附"卷后目录"，按药物自然属性分部类药。本书采用的按药物主要功效进行分类的方法，不仅较《本经》三品分类、陈藏器"十剂"分类更为先进，而且对当代临床中药学的功效分类亦有重要影响。其次，清代的大批草药专著，也为综合本草提供了新的内容。仅《本草纲目拾遗》引用，就有《百草镜》、《草药书》、《采药志》、《草宝》、《山海草函》、《李氏草秘》等十余种。此外，还有《生草药性备要》、《草药图经》、《草木便方》及《天宝本草》等。

清代专题类本草门类齐全，其中也不乏佳作。如张睿《修事指南》，为炮制类专著，郑肖岩《伪药条辨》，为优秀的辨药专书，唐容川《本草问答》、徐灵胎《医学源流论》中的 10 余篇药理论文，都属药理专著，章穆的《调疾饮食辨》、丁其誉的《类物》、王孟英的《随息居饮食谱》等，则属较好的食疗专著。

九、民国时期

药学辞典类大型工具书的出现，是民国时期本草学中的一件大事。其中成就和影响最大者，当推陈存仁的《中国药学大辞典》（1935 年）。本书收录词目 4300 条，汇集古今有关论述，资料繁博，方便查阅，虽有不少错讹，仍不失为近代第一部具有重要影响的大型药学辞书。

本草学的现代研究亦开始起步。植物学、生药学工作者对确定中药品种及资源调查方面做了大量工作。许多药学工作者则致力于中药化学及药理学研究。在当时条件下，多是进行单味药的化学成分和药理作用研究，但取得的成就和对本草学发展所做的贡献是应当充分肯定的。

十、当代的本草成就

　　当前涌现的中药新著，不仅数量多，而且门类齐全，从各个角度将本草学提高到崭新的水平。其中最能反映当代本草学术成就的，有各版《中华人民共和国药典》、《中药志》、《全国中草药汇编》、《中药大辞典》、《原色中国本草图鉴》等。

　　随着现代自然科学的迅速发展以及中药事业自身发展的需要，中药的现代研究无论在深度和广度上都取得了瞩目成就，并促进了中药鉴定学、中药化学、中药药理学、中药炮制学、中药药剂学等学科的发展。

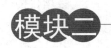

固体制剂实训

主要实训内容

粉碎、混合、简单制粒技能训练，高效制粒技能训练，片剂压制技能训练和胶囊填充技能训练四大实训项目。

主要工作方向

从事西药固体剂型生产及质量管理等方面技术工作。

德育渗透点

1. 有严谨的科学作风，遵纪守法，勤奋求实。

2. 具有良好的思想品质、社会公德和职业道德。

3. 具有初步的科学研究和实际工作能力。

粉碎、混合、简单制粒技能训练

> ### 项目描述
>
> 为西药固体制剂前处理而开设的项目单元。本单元包括粉碎混合和简单制粒两大技能训练。
>
> ### 实训要点
>
> 在固体制剂实训基地粉碎混合制粒实训车间，让学生通过实践操作掌握粉碎、混合、简单制粒的方法。
>
> ### 教学组织
>
> 全班分组。学生通过观察、实践为主的方式在组长带队下进行讨论学习，教师加以引导和总结，通过实践—讨论—总结的方式达到教学目的。教师注意个别指导，因材施教，让学生在学习过程中通过展示的方式（展示自己的学习成果和展示自己的风格）来培养学生的动手能力和工作能力，不断把知识内化为能力。

技能训练一　粉碎、混合

【训练目标】
1. 掌握粉碎、混合等机械设备的主要结构。
2. 掌握粉碎、混合等机械设备的操作。
3. 学会必要的粉碎混合基础知识。
4. 学会突发事件的应急处理。
5. 具备粉碎、混合操作过程中的安全环保知识。

【实训设备】
锤式粉碎机、V型混合机、三维运动混合机。

【实训内容】

锤 式 粉 碎 机

一、主要部件

包括：进料口、电机、前盖、手柄、内腔（圆盘、主轴、锤头、衬板、筛网、齿轮）、密封圈、集料袋、吸尘器、控制面板（电源开关、风机启动、粉碎启动）。

二、生产过程

（一）准备工作

（1）进行岗位生产前检查，填写"检查记录"。

（2）检查机器螺丝有无松动；打开前盖，检查内腔是否清洁；筛网是否破损、松动，或按要求更换筛网（80~100目）；集料袋是否破损，密封圈是否放好，是否松动。

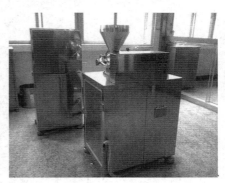

图2-1 锤式粉碎机

（3）核对物料 如品名、规格、数量、批号、日期等。

（4）准备干净的盛装容器、天平、台秤、托盘等。

（5）挂贴本次生产状态标志。

（二）生产操作

（1）称量（用干净容器，天平或是台秤，核对药品，毒性药品和贵重药物由QA人员复核）。

（2）开总电源（指示灯亮）—风机启动（绿色开）—粉碎启动（齿轮不转）—开机器电源（左开右关）（齿轮转）—空转5min左右。

（3）加料粉碎（均匀、少量、多次）。

（4）生产结束后，空转3~5min，关机器电源—粉碎停止—风机停止—关总电源。

（5）填写粉碎岗生产原始记录。

（三）清场

（1）清物料 将粉碎好的药物装入洁净容器，内外贴上标签（注明品名、规格、批号、数量、日期、操作者等），送到中间站或下一道工序。

（2）请设备 筛网、内腔、外表用75%酒精擦拭。

（3）清房间 按"控制区清洁规程"进行清洁。

（4）填写清场记录、清场合格证。

（5）关闭水电汽门。

三、注意事项

（1）操作中应注意若出现任何异常声音时应立即停机，若机器发热应关闭电源休息一会再开，防止损坏电机。

（2）若机器出现异常响声，应立即关闭电源，检查。

（3）开机前应在进料口处放一块磁铁，防止物料中有金属物质影响机器运转。

（4）开机前空转是试机，开机器是否有异常。关机前空转是使内腔中余料完全粉碎。

（5）放料均匀、少量、缓慢，防止堵塞。

（6）清场前，关闭总电源。

V 型 混 合 机

一、主要部件

包括：进料口、出料口、定时开关、启动和停止开关。

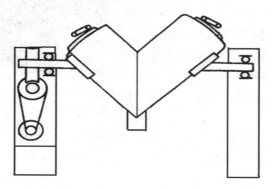

图2-2　V型混合机

二、生产过程

（一）准备工作

（1）进行岗位生产前检查，填写"检查记录"。

（2）检查机器是否清场，是否正常。

（3）核对物料　品名、规格、数量、批号、日期等。

（4）准备干净的盛装容器、天平、台秤、托盘等。

（5）挂贴本次生产状态标志。

（二）生产操作

（1）开机调试　总电源开—电源开—定时开。

（2）正式生产　打开投料口，投料电源开—定时开—定时结束机器停止从出料口卸料

（三）清场

（1）清物料　将混合好的药物装入洁净容器，内外贴上标签（注明品名、规格、批号、数量、日期、操作者）等，送到中间站或下一道工序。

（2）清设备　机器内腔、外表用75%酒精擦拭。

（3）清房间　按"控制区清洁规程"进行清洁。

（4）填写清场记录、清场合格证。

（5）关闭水电汽门。

三维运动混合机（多向混合机）

一、主要部件

包括：进料口、出料口、速度清零开关、电源开关、定时开关、调速开关。

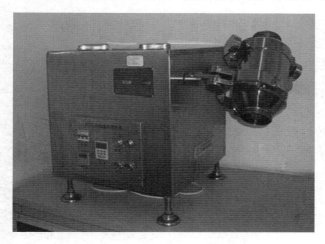

图 2 - 3　三维运动混合机

二、生产过程

（一）准备工作

（1）进行岗位生产前检查，填写"检查记录"。

（2）检查机器是否清场、是否正常。

（3）核对物料：品名、规格、数量、批号、日期等。

（4）准备干净的盛装容器、天平、台秤、托盘等。

（5）挂贴本次生产状态标志。

（二）生产操作

（1）开机调试　总电源开—电源开—时间设定 SET—速度清零—电机设定。

（2）正式生产　加料（从大口加），电源开—时间设定 SET—速度清零—电机设定，根据物料调整速度和时间，卸料（从小口卸），速度清零—关机。

（三）清场

（1）清物料　将混合好的药物装入洁净容器，内外贴上标签（注明品名、规格、批号、数量、日期、操作者等），送到中间站或下一道工序。

（2）请设备　机器内部、外表用75%酒精擦拭。

（3）清房间　按"控制区清洁规程"进行清洁。

（4）填写清场记录、清场合格证。

（5）关闭水电汽门。

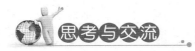
思考与交流

请同学们以小组为单位在组长带领下自己动手尝试操作，总结实践中获得的感悟，并进行交流。

技能训练二　简单制粒

【训练目标】

1. 掌握混合、制粒等简单机械设备的主要结构。

2. 掌握混合、制粒等简单机械设备的操作。

3. 学会必要的制粒基础知识。

4. 学会突发事件的应急处理。

5. 具备制粒操作过程中的安全环保知识。

【实训设备】

槽型混合机、摇摆式制粒机

【实训内容】

槽 型 混 合 机

一、主要部件

包括：混合槽、搅拌桨（主轴、桨叶）、手轮、机器开关。

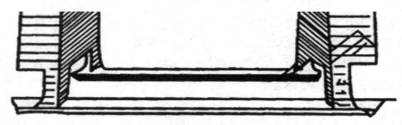

图 2 - 4　槽型混合机

二、生产操作

（一）准备工作

（1）进行岗位生产前检查，填写"检查记录"（包括检查设备、检查房间）。

（2）核对物料　品名、批号、规格、数量、日期、生产者等。

（3）准备干净的盛装容器、天平、台秤、托盘等。

（4）挂贴本次生产状态标志。

（二）操作规程

（1）开总电源—开机器电源—搅拌—空转 5min，关闭—加料（<80% 容量）—缓慢加黏合剂或润滑剂总量的 2/3，余下 1/3 慢慢加入—混合至"轻握成团，轻压即散"的软材。

（2）生产结束后关机　关搅拌—关机器电源—关总电源—倾倒。

（3）填写混合岗生产记录。

（三）清场

（1）清物料　摇动手轮将物料放出，放入清洁容器内，贴上标签（注明品名、密度、数量、批号、日期、操作者等），进入下一道工序。

（2）清设备　对混合槽用清水进行冲洗。

（3）清房间　按控制区清洁规程进行清洁。

（4）填写清场记录、清场合格证。

（5）关闭水电汽门。

三、注意事项

（1）机器运转中严禁向槽中放长物，防止损坏搅拌桨。

（2）加黏合剂或润湿剂时不要一次性倒完，应分次加入。

（3）清场前关闭总电源。

摇 摆 式 颗 粒 机

一、主要部件

包括：料斗、棱柱、滚轴、筛网（常用的为 12～16 目）、夹棍、电源开关。

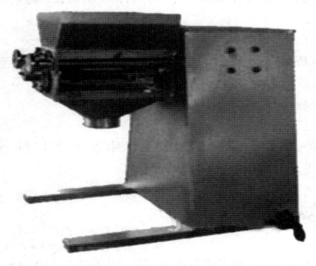

图 2-5　摇摆式颗粒机

二、主要操作

（一）准备工作

（1）进行岗位生产前检查，填写"检查记录"。检查机器状况：料槽、滚轴是否清洁；筛网是否符合规格或有无漏洞，是否生锈；螺丝是否松动。

（2）核对物料 品名、批号、规格、数量、日期、生产者等。

（3）准备干净的盛装容器、天平、台秤、托盘等及生产要求的筛网。

（4）挂贴本次生产状态标志。

（二）操作规程

（1）开总电源—开机器电源，空转 5min（目的：看机器是否运转正常）—加软料量 <2/3 容量—随时检查颗粒性状（不成条、不成粉）。

（2）生产结束后关机 关机前空转 3～5min（目的：使料槽中余料完全粉碎）—关机器电源—关总电源。

（3）填写制粒岗生产记录。

（三）清场

（1）清物料 将物料装入清洁容器内，贴上标签（注明品名、批号、数量、规格、日期、操作者等），送至中间站或下一道工序。

（2）清设备 对料斗、棱柱、筛网用水冲洗。

（3）清房间 按控制区清洁规程进行清洁。

（4）填写清场记录、清场合格证。

（5）关闭水电汽门。

三、注意事项

（1）操作时若机器转动时，切勿伸手去铲料槽中的物料，防止伤手。有任何异常情况发生时应先关机。

（2）机器运行时严禁向料斗内伸长物，防止损坏棱柱。

（3）随时检查挤出的颗粒性状。湿颗粒的标准是：呈沙砾状，有沉重感。若成絮状则黏合剂加得太多，若太多细粉则黏合剂加得太少。

（4）制好的湿颗粒不要用手抓，以免变形。

（5）清场前，关闭总电源。

（6）清理机器时，可拿下筛网清理。拆装筛网时，两手同时转动棘爪、夹棍。当批号不同或颜色不同时，应拆下前轴用水清理。

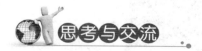

请同学们以小组为单位在组长带领下自己动手尝试操作，总结实践中获得的感悟，并进行交流。

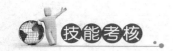

表2-1　粉碎混合制粒技能考核评分标准

岗位：粉碎（锤式粉碎机）

考核内容	技能要求	分值	实得分
粉碎前的准备	穿好工作服，戴好工作帽	5	
	正确检查粉碎间状态标志（包括设备是否完好、是否清洁消毒，粉碎间是否清场等）	6	
	正确选用适宜的筛网，并能独立进行安装	8	
	正确安装收集袋并检查是否扎紧装好	8	
混合过程	正确称取空白淀粉片200g	8	
	打开电源开关，空转试机，观察有无异常现象	8	
	将空白淀粉片少量多次加入粉碎机料斗内，以免负荷过重	10	
	粉碎过程中应检查主机机壳温度不宜过高	6	
	粉碎完毕，按粉碎机标准操作规程关停粉碎机	6	
	打开接料口将料接于洁净的容器内	8	
粉碎后清场	操作完毕，将粉碎后的药物装入洁净的盛装容器内，容器内外贴上标签，注明物料品名、规格、批号、数量、日期和操作者的姓名	9	
	按清场程序和设备清洁规程清理工作现场	8	
	如实填写各种生产记录	5	
	填好清验单交中间站进行验收	5	
合计		100	

岗位：混合

考核内容	技能要求	分值	实得分
混合前的准备	按三十万级的洁净区要求更衣进入混合间	3	
	检查上批清场情况，将《清场合格证》附入批记录	3	
	检查混合机是否具有"完好"及"已清洁"标示	3	
	检查混合所用容器、器具是否清洁，容器外是否有原有的任何标记	3	
	混合间按《三十万级洁净区清洁消毒规程》进行清洁消毒，QA人员检查合格后，签发《生产许可证》	3	
	核查所用物料的品名、规格、数量、质量，确保无误	3	
	挂"正在生产"标志	3	
	根据药物混合要求选用混合器械	6	
	检查混合设备的密闭性是否良好	8	
	正确检查混合器械的运行状态，能够排除常见的故障	6	

续表

考核内容	技能要求	分值	实得分
混合过程	能够正确调筒体位置至可装料位置	8	
	将物料从筒体上部进料口装入筒体内	8	
	接通电源，设定混合所需时间，旋转调速旋钮，使之达到正常的混合转速	8	
	混合结束，关闭电源，然后拉开卸料口阀板，将料卸入盛料筒内。容器内、外贴上标签，注明物料品名、规格、批号、数量、日期和操作者的姓名	11	
混合后的清场	按清场程序和设备清洁规程清理工作现场	8	
	如实填写各种生产记录	8	
	填好清验单交中间站进行验收	8	
合计		100	

岗位：简单制粒

考核内容	技能要求	分值	实得分
制粒前的准备	穿好工作服，戴好工作帽	5	
	核对本次生产品种的品命、批号、规格、数量、质量、确定黏合剂种类、浓度、温度	5	
	正确检查制粒间状态标准（包括设备是否完好，是否清洁消毒，操作间是否清场等）	5	
	准备所需容器用具并检查是否清洁	5	
	按规定程序对制粒设备进行润滑、消毒	5	
	按照生产指令规定的品种、规格、数量投料	5	
制粒过程	制软材：开机空转试机，将原辅料混合均匀，并加入适量黏合剂，制成软硬适中的软材	15	
	停机检查软材的质量，合格后出料	5	
	正确选择适宜的筛网，并能独立进行安装	10	
	开摇摆式制粒机空转试机	5	
	加料制粒并检查颗粒质量	10	
	清理颗粒机上的余料	5	
制粒后的清场	操作完毕，将湿颗粒接入烘盘加标签，注明物料品名、规格、批号、数量、日期和操作者的姓名，转入干燥工序	5	
	将生产所剩的尾料收集，标明状态，交中间站	5	
	按清场程序和设备清洁规程清理工作现场	5	
	如实填写各种记录	5	
合计		100	

高效制粒技能训练

项目描述

为高效制粒而开设的项目单元。本单元包括高速搅拌制粒和一步制粒两大技能训练。

实训要点

在高速搅拌制粒实训室和一步制粒实训室，让学生通过实践操作掌握高速搅拌制粒机和一步制粒机的使用方法。

教学组织

全班分组。学生通过观察、实践为主的方式在组长带队下进行讨论学习，教师加以引导和总结，通过实践—讨论—总结的方式达到教学目的。教师注意个别指导，因材施教，让学生在学习过程中通过展示的方式（展示自己的学习成果和展示自己的风格）来培养学生的动手能力和工作能力，不断把知识内化为能力。

技能训练一　高速搅拌制粒

【训练目标】
1. 掌握高速搅拌制粒机的基本部件。
2. 掌握高速搅拌制粒机的基本操作。
3. 熟悉高速搅拌制粒机的基本原理。
4. 学会必要的制粒基础知识。
5. 学会突发事件的应急处理。
6. 具备高速搅拌制粒操作中的安全环保知识、生产质量管理知识。

【实训设备】
高速搅拌制粒机。

【实训内容】

一、基本原理

该机由机身做支撑,夹层锅为盛料器,搅拌传动与飞刀传动为动力,用搅拌桨叶搅拌物料,加入适宜黏合剂使物料在短时间内翻滚混合成软材,再由侧置的高速飞刀切割使其变成细颗粒,最后从出料口排出。改变搅拌桨和切割刀的转速,可获得不同大小的颗粒。该设备属于制粒设备,相对于传统设备,制粒速度快,功效比传统工艺高4~5倍,制粒大小均匀,近似球形,无粉尘飞扬。符合GMP规范。

注:黏合剂下料时阀门开至45°。

二、机器部件

包括:夹层锅、搅拌桨、飞刀、出料装置、温度传感器、顶盖〔视镜、滴浆孔、吸气泵接口(除湿、排气)〕、轴封系统(轴封气、轴封水)、两个通道(上:通工业蒸汽,下:通冷却水)、机身(起支撑作用,内部安装有搅拌电机、飞刀电机、同步带传动机构以及各种气动元件)

注:(1) 搅拌传动的动力由搅拌电机提供,通过同步带传动给搅拌轴,搅拌桨叶由螺杆紧固在搅拌轴上,搅拌电机与同步带传动机构安装在机身台板的下方。

(2) 绞碎(切割)机构是由安装在机身台板下的飞刀电机通过同步传动,带动飞刀轴在锅内高速旋转,飞刀轴上装有可拆卸的两把飞刀。

(3) 出料 出料门装在一只防旋转的气缸头上。

气缸前推:清洁喷气嘴喷气出料口,清洁出料口的粉粒,使料门顺利密闭。

气缸后推:料门打开,物料(颗粒)在桨叶的推动下,从出料门排出。

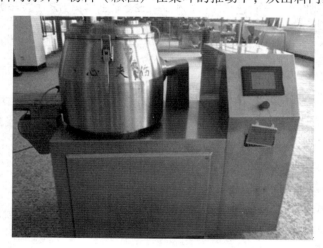

图2-6 高速搅拌制粒机

三、操作中相关部件作用

(1) "轴封气" 由关—开,桨叶和飞刀轴封通高压洁净空气密封。

（2）"吸气泵" 由关—开，吸气泵开始从锅顶抽气，将制粒过程中产生的水蒸气带走。

（3）抽气系统 抽气采用旋涡式气泵作动力拉吸气流，气泵上配有一台同轴电机，抽气管接在锅盖顶端的排气口，从排气口抽出来的湿气经滤清桶内过滤袋滤过后吸入气泵入口，再出气泵出口排出室外。

（4）"喷雾器" 由关—开，喷枪开始喷浆。

（5）"清洗泵"和"轴封水" 由关—开，清洗泵启动，轴封进水，开始清洗。

（6）"冷却水" 由关—开，冷却功能启动；"蒸汽"由关—开，加热功能启动。对于普通的药物是不需要加热和冷却的，但随着生物药品和颗粒剂中颗粒含糖量、易溶、怕高温的新药不断开发，在治理工序必须在低温下生产，50℃以下必须冷却，加热一般运用于喷雾制粒工艺，加热温度一般控制在90℃以下。

（7）隔膜泵 出高压气体提供动力，在高压气体的作用下，隔膜泵的两个隔膜腔不断拉大或压下，从而泵送浆料至喷枪。

四、机器操作

（1）开气阀—开总电源—开机器电源—开运行准备—开主电源（关—开）—开温度设置，温度（室温）—确定。

（2）空机运转 手动—开桨叶运行—关桨叶运行—开飞刀运行—关飞刀运行—开出料门—关出料门—开出料吹—关出料吹—相关操作—轴封气（开）：确认有气—轴封气（关）—轴封水（开）：确定有水—轴封水（关）。

（3）制粒 轴封气（开），开手动操作，向其中加物料。开桨叶，运行搅拌混合1min，从视窗中观察情况。混合均匀后向其中加入适量黏合剂制软材，成型后开飞刀制粒约1～3min，根据制粒的需要调节桨叶和飞刀的转速。制好粒后，桨叶和飞刀的转速降到最低，开出料门开，保持桨叶和飞刀运行状态，将物料从出料口排出，出料完毕，关飞刀、桨叶。料门吹气（开），高压气从吹气口喷出，将料口吹干净，关料门吹气，关出料门。

（4）清洗关机 清理出口、气缸、出料门—点相关操作—轴封气（关）— 轴封水（开）— 向夹层锅中加入纯化水—手动操作—开桨叶运行—开飞刀运行 —对锅内进行清洗—关飞刀运行—关桨叶运行—开出料门（放水）— 相关操作—轴封水（关）—手动操作—返回—运行准备—关主电源—返回—关机器电源—关总电源—关气阀。

五、注意事项

（1）机器运行前，必须进入运行准备画面，接通电源和气源，否则机器不能运行。

（2）在非空载运行时，必须打开轴封进气后运行桨叶和飞刀，否则物料会进入轴封，产生黑点和二次污染。

（3）在下次手动运行前，触摸"计时复位"键，将运行时间值复位为零。

（4）在空机运转时，开闭料门两次，确定料门启闭顺畅并检查出料门在关闭状态时应使料门边缘与锅的放料口边缘齐平。

（5）机器在安装时，应在适宜位置安装一组给排水、蒸汽接口，排出口不能高出地面 200mm，排水管上禁止安装阀门，排蒸汽口要安装一只减压阀，控制出口压力在 0.05～0.15MPa，同时安装一只组织阀。供压缩空气的也要安装一只 1/2 的截止阀，气源气压大于 0.5MPa，洁净度 0.04μm 的干燥压缩空气。

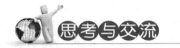

1. 简述轴封气的作用。
2. 简述轴封水的作用。
3. 简述出料的原理。

技能训练二　一步制粒

【训练目标】

1. 掌握一步制粒机的基本部件。
2. 掌握一步制粒机中颗粒干燥的基本操作。
3. 熟悉流化床干燥器的主要部件和基本操作。
4. 学会必要的制粒基础知识。
5. 学会突发事件的应急处理。
6. 具备一步制粒机干燥操作中的安全环保知识、生产质量管理知识。

【实训设备】

一步制粒机、流化床干燥器。

【实训内容】

一步制粒机（流化造粒包衣干燥机）

一、主要部件

包括：进风口，过滤网，加热器，进风温度传感器，微调风门，气缸，顶升，顶降，料车（造粒、包衣、干燥、制微丸），取样口，流化室（视窗，视灯；喷枪：长口通黏合剂，短口通压缩空气），过滤器，左右清灰，左右风门，出风温度传感器，引风道，引风电机，出风口，电控箱［出风温度表、进风温度表、电流表、电压表、液晶屏、雾化压力表（顺开逆关）］，压缩空气调节压力表 0.4～0.6MPa），蠕动泵。

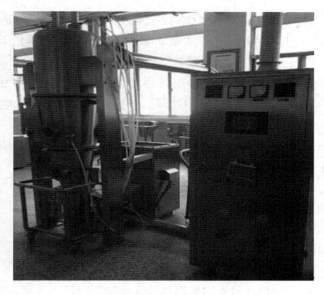

图 2－7　一步制粒机

二、操作规程

（一）准备工作

（1）穿好工作服，戴好工作帽，人员经二更进入。

（2）进行岗位生产前检查：包括检查机器（是否清洁、完好，状态标志）；检查操作间（是否清洁，是否有清场合格证）。

（3）按照批生产指令核对物料的品名、规格、数量、批号、质量等；确定黏合剂的种类、数量、浓度等（物料：淀粉2000g，糊精500g；黏合剂：20%糊精浆3000g）。

（4）准备好洁净的盛装容器等。系好过滤袋。

（5）挂贴生产状态标志。

（二）操作规程

1. 开压缩空气

开空气过滤器总电源（墙上门内右一）—开空气压缩机总电源（墙上门上绿钮）—开空气过滤器电源（红钮）—开空气压缩机电源（先开蓝钮，再按黑钮）—开气阀（45°）—调压缩空气调节表（0.4～0.6MPa）（注：关压缩空气的顺序与之相反，但关机时不按空气压缩机的蓝钮。故"开五关四"）。

2. 对机器预热（预热的目的为消毒，灭菌，防止粉末沾壁）

开总电源（墙上）—开"急停"—点"操作"—放入空料车—开"顶升"—开"引风"（15～25）—开"加热"（控制进风温度100℃，出风温度45～50℃）—预热30min后—降引风15以下，停3min—关"加热"—关"引风"—开"顶降"。

3. 造粒

把物料倒入料车—试喷黏合剂为雾状（开雾化压力0.1MPa—开蠕动泵30—黏合剂喷出成雾状后—关蠕动泵—关雾化压力）—放入料车—开"顶升"—开"引风"（15～

25）—开"加热"（控制进风温度100°C，出风温度45～50°C）—开雾化压力0.1MPa—开蠕动泵（30～20）—造粒40min后—关蠕动泵，停3min后—关雾化压力。

4. 干燥

干燥时间30～40min，干燥过程中引风逐步减小。干燥后—降引风15以下，停3min—关"加热"—关"引风"—关"顶降"—关"急停"—关总电源—关气阀—关压缩空气装置。

烘干：顶升—引风（15—调至沸腾）—加热（80～100℃）—出风温度（60℃）。

及时检查烘干情况：随时调节引风，时间在40min左右。

5. 记录

及时填写造粒工序生产记录。

6. 关机

降引风（15以下）—关加热—关引风—顶降—取料物—过筛。

（三）清场

（1）清物料　将干颗粒从料车中取出，放入洁净的容器内，贴上标签，注明品名、批号、数量、规格、日期、操作者等，送至中间站或下一道工序。

（2）清设备　对料车、流化室、过滤袋等先用水清洁，再用75%乙醇清洁。

（3）清房间　按控制区清洁规章进行清洁。

（4）填写清场记录，清场合格证。

（5）关闭水电气门。

三、注意事项

（1）造粒和干燥过程中，时时从取样口取样检查造粒及干燥情况。

（2）造粒过程中时时用橡胶锤敲击流化室及料车外壁，防止物料沾壁。

（3）造粒和干燥过程中，时时从视窗观察物料沸腾情况。

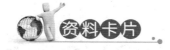

流化床干燥器

一、主要部件

包括：进风口（过滤网），排风系统（引风道、引风主电机、出风口），加热装置，微调风门［可手动调（当温度过高时）］，进风温度传感器，出风温度传感器，气缸，物料车（视窗、取料口），流化室（内有喷枪、视门、视窗），左右风门（后），左右清灰（前），电控箱（压力表）。

二、操作规程

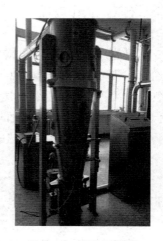

图2-8　流化干燥器

（一）准备工作

检查各管道正常。

（二）生产操作

1. 开机调试

程序启（停），容器升（降），风机启（停）。

2. 正式生产

程序启—容器升—风机启—参改设定—进风温度（70℃）—返回操作页面—手动—加热启—工况监控（查看进风温度上升是否正常）—返回操作页面—手动—滤袋清粉—参改设定—鼓透—关闭所有风门。

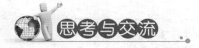

请同学们以小组为单位在组长带领下自己动手尝试操作，总结实践中获得的感悟，并进行交流。

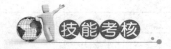

表2-2　高效制粒技能考核评分标准

岗位：高速搅拌制粒机

考核内容	技能要求	分值	实得分
设备操作前的准备工作	穿好工作服，戴好工作帽	10	
	预先将生产所用原辅料按工艺要求进行处理 检查生产所用一切用具容器是否干净 准备好生产所用的原辅料和黏合剂或湿润剂 清理机器各部位，并将机器周围的地方进行清洁杀菌	15	
	接通电源，开启压缩机（气源P=0.4MPa）。手动对各部件进行动态检查。打开锅盖检查有无异物。打开密封气阀，用手感觉浆叶和飞刀轴头是否有气流流出。打开密封水阀，用手感觉浆叶和飞刀轴头是否有水流流出。让机器空转	15	
制粒过程	开启电源，PLC首页画面，运行准备，触主电源开关，接通电源（上开下关），返回，手动，相关操作，轴气封开，返回手动操作界面。投固体物料	10	
	浆叶（3~5min）混合，喷黏合剂	5	
	搅拌1min开飞刀	5	
	视窗观察制粒完成后，出料门开	5	
	出料完毕，料门吹气，出料门关	5	
	生产结束后，切断制粒机的电源	5	

考核内容	技能要求	分值	实得分
制粒后的清场	物料清场：将制好的湿颗粒传至干燥工序	5	
	设备清场：将触摸屏菜单调至关上出料，再调至进水，至锅内纯化水约占锅容积的1/4，再调至切碎档，搅拌3min后停机，打开锅盖，用抹布蘸锅内水将内壁、飞刀、搅拌桨擦洗干净，关上锅盖，开动飞刀、搅拌，再开出料阀门，用水桶接盛清洗水液，移至洗涤间倾倒入水池，重复以上步骤2~3次至锅内清洁无可见残留物，用干抹布擦干内壁 对混合机的外部，用干净湿抹布擦洗，将可见的粉尘和残留物擦净，再用干抹布擦干。用干抹布蘸75%乙醇擦拭零件和锅内壁一遍后，晾干	15	
	车间清场：制粒室按《三十万级洁净区清洁消毒规程》进行清洁，关闭水、电、门，按清场程序和设备清洁规程清理工作现场，如实填写各种记录	5	
合计		100	

岗位：一步制粒（颗粒干燥）

考核内容	技能要求	分值	实得分
设备操作前的准备工作	穿好工作服，戴好工作帽	10	
	预先将生产所用原辅料按工艺要求进行处理 检查生产所用一切用具、容器是否干净 准备好生产所用的原辅料和黏合剂或湿润剂 清理机器各部位，并对机器周围的地方进行清洁杀菌	15	
	接通电源，开启压缩机（气源P=0.4MPa）。手动对各部件进行动态检查。打开锅盖检查有无异物。打开密封气阀，用手感觉桨叶和飞刀轴头是否有气流流出。打开密封水阀，用手感觉桨叶和飞刀轴头是否有水流出。让机器空转	15	
制粒过程	开启电源，PLC首页画面，运行准备，触主电源开关，接通电源（上开下关），返回，手动，相关操作，轴气封开，返回手动操作界面。投固体物料	10	
	桨叶（3~5min）混合，喷黏合剂	5	
	搅拌1min开飞刀	5	
	视窗观察制粒完成后，出料门开	5	
	出料完毕，料门吹气，出料门关	5	
	生产结束后，切断制粒机的电源	5	

续表

考核内容	技能要求	分值	实得分
	物料清场：将制好的湿颗粒传至干燥工序	5	
制粒后的清场	设备清场：将触摸屏菜单调至关上出料，再调至进水，至锅内纯化水约占锅容积的1/4，再调至切碎档，搅拌3min后停机，打开锅盖，用抹布蘸锅内水将内壁、飞刀、搅拌桨擦洗干净，关上锅盖，开动飞刀、搅拌，再开出料阀门，用水桶接盛清洗水液，移至洗涤间倾倒入水池，重复以上步骤2~3次至锅内清洁无可见残留物，用干抹布擦干内壁 对混合机的外部，用干净湿抹布擦洗，将可见的粉尘和残留物擦净，再用干抹布擦干。用干抹布蘸75%酒精擦拭零件和锅内壁一遍后，晾干	15	
	车间清场：制粒室按《三十万级洁净区清洁消毒规程》进行清洁，关闭水、电、门，按清场程序和设备清洁规程清理工作现场，如实填写各种记录	5	
合计		100	

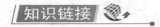知识链接

粉　碎

定义：固体药物的粉碎是将大块物料借助机械力破碎成适宜大小的颗粒或细粉的操作。通常要对粉碎后的物料进行过筛，以获得均匀粒子。

意义：①增加表面积，有利于提高难溶性药物的溶出速度以及生物利用度；②减小粒度，有利于各成分的混合均匀；③大量增加粒子数目，有利于提高固体药物在液体、半固体、气体中的分散度；④有助于从天然药物中提取有效成分等。

设备：锤式粉碎机（图2-1）。

混　合

定义：把两种以上组分的物质均匀混合的操作统称为混合。混合操作以含量的均匀一致为目的，是保证制剂产品质量的重要措施之一。固体的混合不同于互溶液体的混合，是以固体粒子作为分散单元，因此在实际混合过程中完全混合几乎办不到。为了满足混合样品中各成分含量的均匀分布，尽量减小各成分的粒度，通常以微细粉体作为混合的主要对象。

在实际的混合操作中影响混合速度及混合度的因素很多，归纳起来有物料因素、设备因素、操作因素等。

实验室常用的混合方法有搅拌混合、研磨混合、过筛混合。在大批量生产时多采用搅拌或容器旋转（图2-2，图2-3）的方式，以产生物料整体和局部的移动，从而实现均匀混合的目的。

制　粒

定义：制粒是把粉末、熔融液、水溶液等状态的物料经加工制成具有一定形状与大小粒状物的操作，为改善粉末流动性而使较细颗粒团聚成粗粉团粒。几乎所有的固体制剂的制备过程都离不开制粒过程。所制成的颗粒可能是最终产品，如颗粒剂；也可能是中间产品，如片剂。

制粒方法大体分两大类，湿法制粒和干法制粒。无论采用什么制粒方法，首先将药物进行前处理，即粉碎、过筛、混合等。传统的湿法制粒是目前制备颗粒剂的主要方法。具体操作步骤如下：

1. 制软材

将药物与适当的稀释剂（如淀粉、蔗糖或乳糖等），崩解剂（如淀粉、纤维素衍生物等）充分混匀，加入适量的水或其他黏合剂制软材。一般根据经验"手握成团，轻压即散"为原则掌握软材的质量。

2. 制备湿颗粒

颗粒的制备常采用挤出制粒法。将软材用机械挤压通过筛网，即可制得湿颗粒。近年来流化床制粒技术、搅拌制粒技术等也广泛应用于颗粒剂的制备中。流化制粒可在一台机器内完成混合、制粒、干燥，因此称之为"一步制粒"。

3. 颗粒的干燥

湿法制得的颗粒都需要加以干燥，以除去水分、防止结块或受压变形。常用的方法有箱式干燥法、流化床干燥法等。

4. 整粒与分级

在干燥过程中，某些颗粒可能发生粘连，甚至结块。因此，要对干燥后的颗粒给予适当的整理，以使结块、粘连的颗粒散开，获得具有一定粒度的均匀颗粒，这就是整粒过程。一般采用过筛的方法进行整粒和分级。

5. 质量检查与分剂量

将制得的颗粒进行含量检查与粒度测定等，按剂量装入适宜袋中。

常见设备

简单制粒　槽型混合机（图2-4）、摇摆式制粒机（图2-5）。

高效制粒　高速搅拌制粒机（图2-6）、一步制粒机（图2-7）。

干燥　流化床干燥器（图2-8）。

片剂压制技能训练

项目描述

为片剂生产而开设的项目单元。本单元包括多种压片机操作技能训练。

实训要点

在片剂生产实训室，让学生通过实践操作掌握片剂制备的过程和方法。

教学组织

全班分组。学生通过观察、实践为主的方式在组长带队下进行讨论学习，教师加以引导和总结，通过实践—讨论—总结的方式达到教学目的。教师注意个别指导，因材施教，让学生在学习过程中通过展示的方式（展示自己的学习成果和展示自己的风格）来培养学生的动手能力和工作能力，不断把知识内化为能力。

技能训练一　ZP－35 高速旋转式压片机

【训练目标】

1. 掌握 ZP－35 高速旋转式压片机的基本部件。
2. 掌握 ZP－35 高速旋转式压片机的简单拆装方法。
3. 熟悉 ZP－35 高速旋转式压片机的基本操作。
4. 学会必要的片剂基础知识。
5. 学会突发事件的应急处理。
6. 具备高速旋转式压片机操作中的安全环保知识、生产质量管理知识。

【实训设备】

ZP－35 高速旋转式压片机。

【实训内容】

本机为双料斗，双压轮同时工作。左料斗加料，前压轮加压，出料槽左出料口出料；右料斗加料，后压轮加压，出料槽右出料口出料。

一、机器部件

包括：主机、料斗（左、右）、冲压组合、手轮、显示屏、出料槽（左、右）、压轮（前、后）。

冲压组合包括月形栅式刮料器、冲盘组合、上下冲、中模、上下压轮。冲盘组合的节圆上均匀分布着上、下冲和中模，冲盘组合分上、中、下三部分。上下冲头及中模分别安装在冲盘节圆的冲孔上，上冲头由一个连续凸轮导轨引导，下冲头由下拉凸轮导轨、调节填充深度的导轨、出片导轨引导，上下冲的尾部嵌在固定的曲线导轨上，当转盘作旋转运动时，上下冲杆即随着曲线轨道作升降运动，通过压轮的挤压作用达到压片的目的。

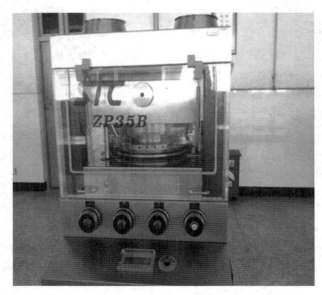

图 2 - 9　ZP - 35 高速旋转式压片机

二、工作流程

当冲模运动到加料段时，上冲杆向上运动，同时，下冲杆向下移动，此时，下冲杆的型腔面与中模内孔形成一个空腔，物料填入中模内孔空腔内，当下冲杆到最低点是形成过量填充。冲模随冲盘继续运动，下冲杆逐渐向上运动，并将空腔内多余的物料推出中模内孔，进入定量段。在定量段，下冲杆保持水平运动状态，由料粉刮板上的刮片组合将中模内孔上平面多余的物料刮出，保证了每一个中模内孔中的物料填充量一致。上冲杆向下运动，进入中模内孔。当冲模经过预压轮时，完成预压工序；再继续经过主压轴，通过主压轮的挤压作用，完成主压工序；最后上冲杆和下冲杆均向上运动，下冲杆冲头将压制好的药片推出中模内孔，药片进入出药机构，从而完成出片工序，即完成整个压片工作流程。

三、生产操作

（一）装机

1. 领取冲头及冲模

（1）冲模安装前，应将转盘的工作面，上、下冲孔，所需安装的冲模用75%的乙醇擦拭并对相应的部件上油，然后按下列程序进行安装。

（2）安装顺序 中模（所有中模装完）—下冲（所有下冲装完）—上冲（所有上冲装完）。

（3）打开四门。安装中模：首先将转盘上的冲模固紧组合逐件旋松但冲模紧固组合头部不应露出中冲盘圆表面，以便中模在无阻卡情况下装入中模孔。用专用工具清洁中模孔，在冲模外壁涂少许润滑油，将中模放置在中模孔上方对正，然后用专用的冲模打棒将中模轻击入中模孔，直至中模进入中模孔底部，用刀口尺检查中模端面与中冲盘工作台面0~0.5mm，然后将中模紧固螺钉紧固。

（4）下冲的安装。打开左侧板，拆下安装在主体上平面拉下轨最低部的装卸轨，右手持下冲插入下冲孔，左手按下压片，右手上推，使下冲进入中模孔内；调整下冲顶住，使下冲运动灵活，而不自由滑落。将下冲杆逐个装上装卸轨必须安置原位。上紧紧固螺丝。

（5）上冲的安装。将上导轨的嵌舌向上翻起，然后将上冲杆在导轨盘缺口处逐件装入上冲孔内（注意：上冲杆在上冲杆孔内必须能自由上、下和转动自如，无任何阻尼现象），当上冲全部装完后，必须将嵌舌翻下，与平行轨接平。

（6）冲模安装完毕后，用手转动手轮，使转盘旋转2~3圈，观察上、下冲在沿着原轨道上，在各孔中上下移动中无阻卡和不正常的摩擦声。用油枪给机器润滑。

2. 其他

给机器上装调平板、月形栅式刮料器、料斗，用手轮试转2~3圈，检查机器有无异常情况，如无异常情况，开机试车。注意：手轮不可反转。

（二）压片过程

1. 上料

将领来的物料用小铲分量加入料斗，料斗中物料不得少于2/3，上料后分别打开左右弹簧门开左右料斗蝶形阀门，使物料顺利流下。

2. 开机点动

开总电源—开机器电源—开吸尘器—试压，试压出一定量的片剂—检查压出的片剂的压力和片重，如超过范围则调节相关手轮（剂量调节手轮调节剂量，压力调节手轮调药片的硬度和厚度）—直至片剂的剂量和压力符合要求。

3. 正式压片

（1）点主机启动—机器运行平稳后，将筛片机移至出料口—开筛片机—正式生产（每10~15min称量一次确认重量，压力合格）。

（2）移走筛片机，至药片筛完关筛片机。整理接不合格物料的料筒。

（3）关机 打开左右气弹簧门关左右料斗蝶形阀门—减小压力—升速将余料压完—主机降速—主机停止—关吸尘器—关机器电源—关总电源。

（三）清场

1. 物料清场

2. 设备清场

（1）拆除月形栅式刮料器、调平板并清洁消毒。

（2）开吸尘器清除表面物料及设备四周。

（3）拆除上冲、下冲和中模并清洁消毒。

拆除顺序：上冲（所有上冲拆完）—下冲（所有下冲拆完）—中模（所有中模拆完）。

注意：先拧松中盘紧固螺丝。

四、注意事项

（1）机器开动中，不要打开气弹簧玻璃门；机器出现任何异常现象时，应立即停机检查。

（2）四手轮在调解时应微量转动，及时检查药片质量。手轮在调节好后不再随意乱动。

（3）开机运行时，应先开吸尘器，吸药片表面的散粉和一些杂质。

（4）关机前先减压，再减速。

（5）持续压片时，转速不超过最高额定转速的80％。

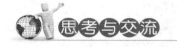

1. 上冲和下冲分别应如何识别和安装？

2. 中模安装和拆卸应注意什么？

技能训练二　GZPJ－40全自动高速旋转式压片机

【训练目标】

1. 掌握GZPJ－40全自动高速旋转式压片机的基本部件。

2. 熟悉GZPJ－40全自动高速旋转式压片机的基本操作。

3. 学会必要的片剂基础知识。

4. 学会突发事件的应急处理。

5. 具备全自动高速旋转式压片机操作中的安全环保知识、生产质量管理知识。

【实训设备】

GZPJ－40全自动高速旋转式压片机。

【实训内容】

一、压片机的构造

压片机的上部是完全密封的压片室，是完成整个压片工序的部分，它包括强迫加料系统、冲压组合、出片装置、吸尘系统,压片室由顶板、盖板及玻璃门通过密封条将压片室完全密封,以防止外界对压片过程的污染。

1. 强迫加料系统

强迫加料装置主要由料筒、白色吸料管、报警器、加料电机、加料蜗轮减速器、万向联轴节、联轴器、保护锁、强迫加料器、白色连接管、加料平台、调节支腿结构组成。

2. 冲压组合

冲压组合包括冲盘组合、上下冲、中模、上下预压轮、上下主压轮、填充装置、上导轨盘、下导轨凸轮、冲盘组合的节圆上均匀分布着上下冲和中模,冲盘组合分上、中、下三部分。上下冲头及中模分别安装在冲盘节圆的冲孔中,上冲头由一个连续凸轮导轨引导,下冲头由下拉凸轮导轨、调节填充深度的导轨、出片导轨引导,上下冲的尾部嵌在固定的曲线导轨上,当转盘作旋转运动时,上下冲杆即随着曲线轨道作升降运动,通过压轮的挤压作用达到压片的目的。

3. 出片系统

出片系统包括出片装置和出片槽。

出片装置:出片装置由固定架和出片杆组成。为达到最佳出片效果,出片杆的开始段曲线与中模内孔边应相吻合。正确安装好出片杆位置,在药片沿出片杆出片时,能避免不规则的跳动。否则,慢慢地移动出片杆的位置,找出准确的位置。

出片槽:出片槽由一个角形托架通过两个弹性缩紧冒固定在机身上。一块长方形有机玻璃覆盖在出片槽上,以防止药片弹出,同时,也防止粉尘和灰尘的侵入。

二、主要部件

包括:筛片机、吸尘器、吸料管、加料电机加料蜗轮减速机(带动万向联轴节)、报警器(无料时自动响起)、料斗(视窗)、气弹簧玻璃门、万向连轴器、保护锁、阀门手柄(蝶形阀门)(清场后关闭、运行及其他时打开)、白色连接管、齿轮箱(齿轮)、压紧手柄、加料器(叶轮、存放物料)、调平支腿(使加料器底端与冲膜顶端相平)、漏管(密封垫)、刮粉器(刮出多余药粉)、转板(防止粉末外溢、药片回到加料器二次压片)、挡板(将刮粉器刮出的粉末再次送入加料器内)、自动剔废装置(剔废感应器、压缩空气剔废)、出片通道、自动加润滑油装置、护板(上、下两个)、上转盘(上冲)、截油圈、中转盘(中模)、下转盘(下冲)、冲模组合(上冲、中模、下冲)主压手轮(调主压力及片厚、硬度、左减右加、加压减片厚、减压增片厚)、预压手轮(使片成形、左减右加、粉末状时增大压力)、填充手轮(调节装量从而调节片重、左加右减)、平移手轮(保护冲模,移动上下冲在中模中的位置从而保护模具、一般不用)、机器开关、急停开关、操作屏。

三、工作流程

当冲模运动到加料段时,上冲杆向上运动绕过加料器,同时下冲杆向下运动,此时,下冲杆的型腔面与中膜内孔形成一个空腔,物料经过加料器的叶轮搅拌填入中膜内孔空腔内，当下冲杆到最低点时形成过量填充。冲模随冲盘继续运动，下冲杆逐渐向上运动，并将空腔内多余的物料退出中膜内孔，进入定量段。在定量段，下冲杆保持水平运动状态，由刮粉器将中膜内孔上平面多余的物料刮出，保证了每一个中膜内孔中物料填充量一致。上冲杆向下运动，进入中膜内孔。当冲模经过预压轮时，完成预压工序；再继续经过主压轮，通过主压轮的挤压作用，完成主压轮工序；最后上冲杆和下冲杆均向上运动，下冲杆冲头将压制好的药片推出中膜内孔，药片进入出药机构，从而完成出片工序，即完成整个压片工作流程。

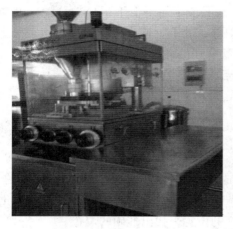 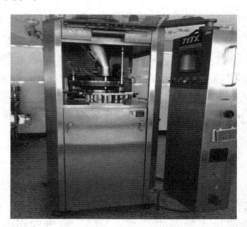

图 2 - 10　GZPJ - 40 全自动高速旋转式压片机　　图 2 - 11　GZPJ - 40 全自动高速旋转式压片机

四、生产操作

（一）准备工作

（1）人员经二更进入。

（2）进行岗位生产前检查：

①检查设备是否清洁、是否完好及设备状态标志。

②检查操作间的清洁状况、是否有清洁合格证。

（3）核对物料　品名、批号、数量、日期、质量、操作者等（颗粒 14 ~ 60 目，含水量 1% ~ 3%，颗粒比例不少于 2/3）。

（4）选择适宜的中模、冲模，并按操作规程安装好冲头和冲模等。

（5）按清洁规程对压片设备进行消毒、润滑。

（6）将吸料管放入物料桶内，将筛片机放在适当的位置；准备好洁净的盛装容器；打开阀门手柄。

（7）接通总电源。

（8）挂贴本次生产状态标志。

（二）操作过程

1. 开机试机

开压片机电源—开吸尘机—点"设备测试"（检查设备是否正常），查看防护检测通道，依次检查是否正常（由上至下；液压系统为 7.0 ~ 9.0）—点"菜单"—点"生产状态"—输入密码（7580）—进入生产画面，点主机检修运行（当不报警时，正常），再点回来—点主机点运转 1～2 圈—确定主压足够小的情况下点主机启动 1～2 圈—点主机降速 - 点主机停止。

2. 试压

点"附机控制画面"—点"上料"或"手动"，点"振打"—点加料同步，点加料启动（联轴节转动，将料送入加料器内），加满后—点成品变为废品—点"主机点动"，试压，检测是否成形、片重、硬度，先调节预压手轮使其成形，再调节填充手轮调节片重（或点"调整禁止"变为"调整允许"后，即可调节片重，调好后点"调整允许"变为"调整禁止"），再调主压手轮调节硬度—直至调好，将上料由手动调为自动；点废品变为成品。

3. 正式生产

开筛片机—点"主机启动"—点主机升速（提高生产量）—生产进行中（每隔 15min 检查片重 0.3g，±7.5%、硬度≥30N）。（注意事项：①测片重，用精密天平或电子天平测 20 片总重。②测硬度，用硬度计或自 1.5m 高自由落下，不碎即合格）

4. 关机

观察加料器内无料后点成品为废品，点"主机降速"—卸压（主压手轮座减，利于清场）—点"主机停止"—点筛片机内无料时，关筛片机—关吸尘机—关压片机电源—关总电源。

5. 填写压片岗操作记录

（三）清场

1. 清物料

（1）将压好的药片装入洁净的容器内，贴上标签，注明品名、规格、数量、质量、日期、批号、生产者等。放入中间站或下一道工序。

（2）将尾料收集后放入洁净的容器内，贴上标签，放入中间站。（将密封垫拉出，点加料同步，点加料启动，将料放出）

2. 清设备

按设备清洁规程进行清洁。[模具拆卸：打开玻璃门—关闭阀门手柄，断开连接管，打开保护锁—拆下加料器（拧开压紧手柄）、刮粉器、挡板、转板、出料装置—拆下上护板，顺时针转动手轮拆下上冲—打开左门，拆下下冲头挡块，拆下下冲—将中膜螺钉全部拧松，用专用工具向上推出。拆下的冲头、中模浸泡在机油中，放入器具间。安装顺序与以上相反]

3. 清房间

按控制区清洁规程进行清洁。

4. 填写清场记录和清场合格证

5. 关闭水电气门

五、注意事项

（1）开机运行时，必须先开吸尘器。

（2）机器无物料时，不可运行或试机。

（3）开动机器运行时，要把阀门手柄打开。

（4）尽量减少空机运转时间，避免冲头受损伤。

（5）若机器出现异常时，应立即停止运行。

（6）气弹簧玻璃门轻开轻关，注意安全。

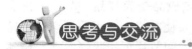

请同学们以小组为单位在组长带领下自己动手尝试操作，总结实践中获得的感悟，并进行交流。

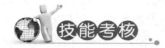

表2-3 片剂压制技能考核评分标准

岗位：压片

考核内容	技能要求	分值	实得分
压片前的准备	穿好工作服，戴好工作帽	10	
	拆除一套模具，并安装	15	
	将自动上料机的吸管放入盛有混好物料的桶内，准备好装药片的桶。筛片机放在适当的位置	5	
压片过程	开机试机：顺序打开总电源—打开压片机电源—开吸尘器—开筛片机—输入密码—点击进入—点主机检修—点附机控制—点上料—振打—点主机点动转2圈	20	
	试压：点主机启动，试压一定数量的片剂	10	
	检查片剂的片重差异、硬度等	5	
	说出主压手轮（左减右加）、预压手轮、填充手柄（左加右减）、平移手轮的各自作用	5	
	关机顺序：点主机停止—点击菜单—点击初始画面—关吸尘器—关机器电源—切断压片机的总电源	15	
	清理压片机上的余料	5	
清场	物料清理	3	
	设备清场	3	
	车间清场	4	
合计		100	

知识链接

片剂的概述

定义：片剂系指药物与适宜的辅料均匀混合，通过制剂技术压制而成的圆片状或异形片状的制剂。

分类：片剂以口服普通片为主，也有含片、舌下片、口腔贴片、咀嚼片、分散片、泡腾片、阴道片、速释或缓释或控释片与肠溶片等。

片剂是目前品种最多、产量最大、使用最广泛的剂型之一，许多散剂、丸剂、汤剂、浸膏剂等剂型都相继改制成片剂。

片剂的特点

片剂之所以广泛应用，就在于它有下列优点：

（1）剂量准确。只要处方设计合理、工艺过程理想，片剂的主药含量差异较小。

（2）质量稳定。片剂为固体制剂，且经过压制，片面孔隙小，不利于水分等渗透。

（3）机械化程度高，产量大，成本低。

（4）运输、携带、贮存、使用方便。

（5）便于识别。片面上可压出主药名称或使具有不同颜色，加以区别。

片剂也有缺点，如儿童及昏迷患者不易吞服，生物利用度低。

片剂的辅料

片剂由药物和辅料组成，辅料也称赋形剂。

片剂中的辅料按作用不同，可分为填充剂、润湿剂和黏合剂、崩解剂、润滑剂等。

1. 填充剂

填充剂包括稀释剂和吸收剂。用来增加片剂的重量和体积的称为稀释剂，用于小剂量药物（小于0.1g）；用来吸收液体成分的称为吸收剂。常用的稀释剂有淀粉、可压性淀粉（预胶化淀粉）、糊精、糖粉、乳糖、甘露醇、微晶纤维素等。常用的吸收剂有硫酸钙等无机钙盐。

2. 润湿剂与黏合剂

本身无黏性，但可使物料润湿以产生足够强度的黏性的物质称为润湿剂，用于药物有黏性或黏性太强时；本身有黏性的物质称为黏合剂，用于药物无黏性或黏性不足时。常用的润湿剂为水（蒸馏水）、乙醇。常用的黏合剂有淀粉浆、糖浆、胶浆、羟丙基甲基纤维素、甲基纤维素、羧甲基纤维素钠、乙基纤维素、聚乙烯吡咯烷酮等。

3. 崩解剂

能促进片剂在体内的润湿、崩解的物料称为崩解剂。除口含片、舌下片、植入片、长效片外，其他片剂均需加入崩解剂。常用的崩解剂有干淀粉、交联羧甲基纤维素钠、交联聚乙烯吡咯烷酮、羧甲基淀粉钠、羟丙基淀粉、低取代羟丙基纤维素、泡腾崩解剂、表面活性剂等。

4. 润滑剂

根据润滑剂的作用不同，润滑剂可分为三类：主要用于减小颗粒间或粉末间摩擦力，增加颗粒流动性的称为助流剂；主要降低片剂与冲模间的摩擦力的称为润滑剂；主要减轻物料对冲模的粘附性的称为抗粘着剂。常用的以润滑作用为主的有：硬脂酸镁、氢化植物油、聚乙二醇、十二烷基硫酸镁（钠）；以助流作用为主的有：滑石粉、微粉硅胶，其中微粉硅胶可用于粉末直接压片。

片剂的制备

片剂的制备分为直接压片法和制粒压片法，后者又分为湿法制粒压片法和干法制粒压片法，其中以湿法制粒压片法最常用。湿法制粒压片法适用于对湿、热稳定的药物。具体操作如下：

1. 原辅料的处理

包括粉碎、过筛和混合。供压片的原辅料要求细度在 80~100 目，毒剧药、贵重药及有色药物则宜更细些，以便于混合，含量准确。原料药与辅料要混合均匀，含量小或含毒、剧药物的片剂，采用适宜方法使药物分散均匀。凡属挥发性或对光、热不稳定的药物，应避光、避热，以避免成分损失或失效。

2. 制软材

在原辅料中加入适量的润湿剂或黏合剂，搅拌均匀，制成可塑性的团块，即为软材。软材的质量多凭经验掌握，要求捏之成团，团而不粘；按之即裂，裂而不散。

3. 制湿颗粒

将软材用手或机械挤压通过筛网，即得湿颗粒。湿颗粒的质量也多凭经验掌握，通常把湿粒置于手掌中颠动数次，有沉重感，细粉少，颗粒应完整，无长条。

4. 干燥

湿颗粒制好后，应立即干燥，以免结块或受压变形。干燥温度应视药物性质而定，一般为 50~80℃。干燥时温度应逐渐升高，否则颗粒表面干燥后形成硬膜而影响内部水分的蒸发。箱式干燥时还应勤翻动，厚度不宜超过 2cm。颗粒的干燥程度可通过测定含水量控制，应根据每一具体品种的不同而保留适当的水分，一般为 3% 左右。干燥设备有箱式（如烘房、烘箱）干燥、沸腾干燥、微波干燥或远红外干燥等。干颗粒应符合下列要求：①良好的流动性和可压性；②主药含量符合规定；③细粉含量控制在 20%~40%；④含水量控制在 1%~2%；⑤硬度适中。

5. 整粒与总混

压片前干颗粒需进行过筛整粒处理，使彼此粘连结块的颗粒分开。同时用固体成分吸收挥发油或挥发性物质；并加入润滑剂及外加部分的崩解剂。

6. 压片

压片的过程包括：饲料、压片、出片。压片机有单冲压片机和旋转式压片机。

7. 设备

ZP-35 高速旋转式压片机（图 2-9），**GZPJ-40** 全自动高速旋转式压片机（图 2-10，图 2-11）。

胶囊填充技能训练

📖 项目描述

为硬胶囊生产而开设的项目单元。本单元包括多种胶囊填充机操作技能训练。

📖 实训要点

在胶囊填充实训室，让学生通过实践操作掌握硬胶囊填充的过程和方法。

📖 教学组织

全班分组。学生通过观察、实践为主的方式在组长带队下进行讨论学习，教师加以引导和总结，通过实践—讨论—总结的方式达到教学目的。教师注意个别指导，因材施教，让学生在学习过程中通过展示的方式（展示自己的学习成果和展示自己的风格）来培养学生的动手能力和工作能力，不断把知识内化为能力。

技能训练一　NJP－400D 全自动硬胶囊填充机

【训练目标】

1. 掌握 NJP－400D 全自动硬胶囊填充机的基本部件。
2. 掌握 NJP－400D 全自动硬胶囊填充机的基本操作。
3. 学会必要的胶囊剂基础知识。
4. 学会突发事件的应急处理。
5. 具备全自动硬胶囊填充机操作中的安全环保知识、生产质量管理知识。

【实训设备】

NJP－400D 全自动硬胶囊填充机。

【实训内容】

一、主要部件

1. 送囊部分

即整向机构，包括：真空眼，送囊板，垂直叉，水平叉，矫正块，上、下模块，释放胶囊壳机构。

2. 工作部分

即 10 个工位，8 个工效，包括：①送囊，②分囊，③④⑤充填，⑥踢废，⑦提升计算，⑧锁囊，⑨出囊，⑩清理模块。

3. 计量装置

即充填机构，包括：密封环—栏板—计量盘—计量盘盖板—充填杆（细）—立柱（粗）—盘座—计量环（视镜、标尺）—压板—调节螺栓—固定螺栓—料斗—传感器—传感器座—充填杆夹持器—主电机—真空泵—真空泵循环箱—吸尘器—吸空胶囊。

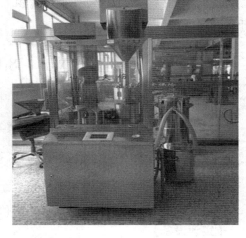

图 2 – 12　NJP – 400D 全自动硬胶囊填充机

二、生产操作

（一）准备工作

（1）穿好衣帽，注意人员及设备安全。

（2）准备好空胶囊，总混合好的空颗粒，洁净的容器。

（3）检查真空循环水箱是否注水，真空眼是否堵塞。

（4）向外拉释放胶囊壳机构（囊壳不下来）—摇把摇一圈（左）—拿下摇把—推入释放胶囊壳机构（囊壳下来）。

（二）操作过程

开总电源—开子电源—点击进入键—消毒键—进入系统—出厂设置—参数（100 ~ 150）—返回键—控制面板—点动主机—加料键—开吸尘器—点真空泵—点主机—运行 2 ~ 3 圈—全线停止—调试设备（称量，上少下多，符合要求）—正在生产—点真空泵—点主机（5 ~ 10min 称量装量）—全线停止—关吸尘器—关机子电源—关总电源。

（三）清场

（1）将已充填好的胶囊，封好内外标签转入中间站。

（2）清场设备，将送囊板中的空胶囊清理干净，以免受潮，变型。

（3）清洁机器，清洁地面。

（4）生产结束后，关闭水、电、气、门、窗。

三、质量要求

（1）装量准备。

（2）是否受潮变型。

（3）成品率在95%以上。

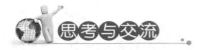 思考与交流

请同学们以小组为单位在组长带领下自己动手尝试操作，总结实践中获得的感悟，并进行交流。

技能训练二　NJP－800D 全自动硬胶囊填充机

【训练目标】

1. 掌握 NJP－800D 全自动硬胶囊填充机的基本部件。

2. 掌握 NJP－800D 全自动硬胶囊填充机的基本操作。

3. 学会必要的胶囊剂基础知识。

4. 学会突发事件的应急处理。

5. 具备全自动硬胶囊填充机操作中的安全环保知识、生产质量管理知识。

【实训设备】

NJP－800D 全自动硬胶囊填充机。

【实训内容】

一、主要部件

1. 送囊部分

包括：整向机构、真空眼、送囊板、垂直叉、水平叉、矫正块、上下模块、释放胶囊壳机构。

2. 工作部分

10 个工位，8 个工效。包括：送囊，分囊，充填，踢废，提升计算，锁囊，出囊，清理模块。

3. 计量装置（填充机构）

包括：密封环—栏板—计量盘—计量盘盖板—填充杆（细）—立柱（粗）—盘座—计量环（视镜、标尺）—压板—调节螺栓—固定螺栓—料斗—传感器—传感器座—充填杆夹持器—主电机—真空泵—真空泵循环箱—吸尘器—吸空胶囊。

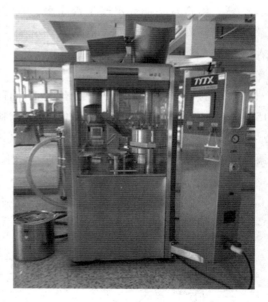

图 2－13　NJP－800D 全自动硬胶囊填充机

二、生产操作

（一）准备工作

（1）穿好工作服，戴好工作帽，穿好脚套（从上至下，已穿好鞋的一脚不能再在车间外着地）。

（2）检查胶囊填充物料、空胶囊是否符合要求。

（3）检查设备 ①真空泵循环水 2/3 处；②吸尘器是否连接到仪器上；③开机可先用手逆时针转动主电机轴轮，使机器运转 1~2 圈；④向外拉释放胶囊壳结构；⑤微丸上料，装置关闭。

（4）检查是否有空胶囊壳，检查容器（不合格用物料桶）是否清洗并放在适当位置（盛接位置）。

（5）准备好天平（并调整校正）。

（二）操作过程

1. 开机调试

开总电源—开填充机电源（向右旋 on）—功能菜单（消音）设备调试—开吸尘器—开真空泵—主机点动（或下面绿色点动按钮）（需长按）转 1~2 圈至真空眼外露，检查循环水流方向，检查真空眼是否堵塞（是否有气，有无胶囊壳）（若有胶囊壳需用小棍除去）—主机启动运行 1~2 圈，主机停止—关真空泵、吸尘器。

2. 试生产

上料（空胶囊、微丸）—推进胶囊释放机构—打开微丸上料门—生产运行点动（模式下）开吸尘器、开真空泵—点主动主机运行 1~2 圈，取 10 粒称重（在托盘天平上称，称后放在旁边料盘）（若重量小于范围，向左旋黄色铜钉；若重量大于范围，向右旋黄色铜钉）—直至装量合格。

3. 自动生产

换合格品物料桶作盛接容器，关闭四门—生产运行自动（模式下）每分钟（最高800 粒/分）生产能力参改设定—开吸尘器，开真空泵—主机启动—生产过程中每10min 检查装置—主机停止—关真空泵、吸尘器。

（三）清场

（1）物料清场 ①已送囊（未走完的空胶囊），尾料清场，转走合格品改用不合格品物料桶作盛接容器—拉出释放胶囊机构—关微丸上料门—开吸尘器、真空泵—点动模式下—主机点动—关真空泵、吸尘器。②余料清场（未用的空胶囊），转走漏斗里的胶囊壳—开吸尘器、真空泵—点动主机转走送囊结构里的胶囊壳—关真空泵、吸尘器。

（2）设备清场 开吸尘器—吸走设备上的粉尘、废料—关吸尘器—回初始画面—关机。

（3）车间清场 打扫卫生。

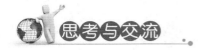

1. 胶囊释放机构的作用有哪些?
2. 真空泵的作用有哪些?
3. 物料如何清场?

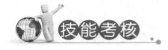

表 2 – 4　硬胶囊填充技能考核评分标准

岗位：硬胶囊填充

考核内容	技能要求	分值	实得分
胶囊填充前的准备	穿好工作服，戴好工作帽	10	
	检查循环水真空泵是否注水	5	
	正确检查胶囊填充设备的状态标志。主机空转：向外拉（释放胶囊壳结构）—摇摆逆时针摇1圈—拔掉摇把—向里推（释放胶囊结构）	10	
	开机前检查是否有空胶囊壳。准备好总混物料，上料。检查容器是否清洁并放适当的位置，准备好天平	5	
	开机试运行时检查真空眼是否堵塞	10	
胶囊填充过程	开机试机：开总电源—开全自动胶囊填充机电源—点击进入键—消音键—进入系统—设备调试—手动操作—打开吸尘器、真空泵—点动主机（转动1~2圈）—打开吸尘器、真空泵 点击生产状态，手动状态—打开吸尘器、真空泵—开主机—运行2~3圈—主机停止	20	
	检查装量：检查装量，装量不合格如何调节	15	
	全自动生产：关闭四门，按自动键，开主机运行	5	
	每隔一定时间检查一次装量	5	
	生产结束后的关机顺序：主机停止，关吸尘器，关机器电源	5	
清场	物料清场	3	
	设备清场	3	
	车间清场	4	
合计		100	

知识链接

胶囊剂的概述

定义：胶囊剂系指药物（或药物与辅料的混合物）充填于空心硬质胶囊壳或密封于弹性软质囊壳中的固体制剂。

分类：软胶囊、硬胶囊、肠溶胶囊、速释、缓释与控释胶囊。

硬胶囊剂是将一定量的药物（或药材提取物）及适当的辅料（也可不加辅料）制成均匀的粉末或颗粒，填装于空心硬胶囊中而制成。

软胶囊剂是将一定量的药物（或药材提取物）溶于适当辅料中，再用压制法（或滴制法）使之密封于球形或橄榄形的软质胶囊中。

构成上述空心硬质胶囊壳或弹性软质胶囊壳的材料都是明胶、甘油、水以及其他的药用材料，但各成分的比例不尽相同，制备方法也不相同。

胶囊剂的特点

胶囊剂具有以下特点：

（1）能掩盖药物的不良臭味、提高药物稳定性。

（2）药物在体内的起效快。

（3）液态药物固体剂型化。

（4）可延缓药物的释放和定位释药。

胶囊剂的适用范围：由于胶囊壳的主要囊材是水溶性明胶，所以填充的药物不能是水溶液或稀乙醇溶液，以防囊壁溶化。若填充易风干的药物，可使囊壁软化；若填充易潮解的药物，可使囊壁脆裂；因此，具这些性质的药物一般不宜制成胶囊剂。胶囊壳在体内溶化后，局部药量很大，因此易溶性的刺激性药物也不宜制成胶囊剂。

胶囊剂的制备

一、硬胶囊剂的制备

硬胶囊剂的制备一般分为空胶囊的制备和填充物料的制备、填充、封口等工艺过程，现简介如下：

1. 空胶囊的制备

明胶是空胶囊的主要成囊材料，是由骨、皮水解而制成的。空胶囊系由囊体和囊帽组成，其主要制备流程如下：

溶胶—蘸胶（制胚）—干燥—拔壳—切割—整理，一般由自动化生产线完成。

空胶囊共有8种规格，但常用的为0～5号，随着号数由小到大，容积则由大变小。

表 2 – 5　空胶囊的号数与容积

空胶囊号数	0	1	2	3	4	5
容积（ml）	0.75	0.55	0.40	0.30	0.25	0.15

2. 填充物料的制备、填充与封口

（1）物料的处理与填充　若纯药物粉碎至适宜粒度就能满足硬胶囊剂的填充要求，即可直接填充。但多数药物由于流动性差等方面的原因，均需加一定的稀释剂、润滑剂等辅料才能满足填充（或临床用药）的要求。一般可加入蔗糖、乳糖、微晶纤维素、改性淀粉、二氧化硅、硬脂酸镁、滑石粉、HPC 等改善物料的流动性或避免分层。也可加入辅料制成颗粒后进行填充。

（2）胶囊规格的选择与套合、封口　应根据药物的填充量选择空胶囊的规格，首先按药物的规定剂量所占容积来选择最小空胶囊，可根据经验试装后决定，但常用的方法是先测定待填充物料的堆密度，然后根据应装剂量计算该物料容积，以决定应选胶囊的号数。

填充后，即可套合胶囊帽，目前多使用锁口式胶囊，密闭性良好，不必封口；使用非锁口式胶囊（平口套合）时需封口。封口材料常用不同浓度的明胶液，如明胶20%、水40%、乙醇40%的混合液等，在囊体和囊帽套合处封上一条胶液，烘干，即得。

（3）胶囊填充设备　NJP – 400D 全自动硬胶囊充填机（图 2 – 12）和 NJP – 800D 全自动硬胶囊填充机（图 2 – 13）。

二、软胶囊剂的制备

常用滴制法和压制法制备软胶囊。囊壁具有可塑性与弹性是软胶囊剂的特点，也是软胶囊剂成形的基础，它由明胶、增塑剂、水三者所构成，其重量比例通常是干明胶：干增塑剂：水 = 1:(0.4 ~ 0.6) :1。

1. 滴制法

滴制法由具双层滴头的滴丸机完成。以明胶为主的软质囊材（一般称为胶液）与药液分别在双层滴头的外层与内层以不同速度流出，使定量的胶液将定量的药液包裹后，滴入与胶液不相混溶的冷却液中，由于表面张力作用使之形成球形，并逐渐冷却、凝固成软胶囊，如常见的鱼肝油胶丸等。滴制中，胶液、药液的温度、滴头的大小、滴制速度、冷却液的温度等因素均会影响软胶囊的质量，应通过实验考查筛选适宜的工艺条件。

2. 压制法

压制法是将胶液制成厚薄均匀的胶片，再将药液置于两个胶片之间，用钢板模或旋转模压制软胶囊的一种方法。目前生产上主要采用旋转模压法。

三、肠溶胶囊剂的制备

肠溶胶囊的制备有两种方法，一种是明胶与甲醛作用生成甲醛明胶，使明胶无游离氨基存在，失去与酸结合能力，只能在肠液中溶解。但此种处理法受甲醛浓度、处理时间、成品贮存时间等因素影响较大，使其肠溶性极不稳定。另一类方法是在明胶壳表面包被肠溶衣料，如用 PVP 作底衣层，然后用蜂蜡等作外层包衣，也可用丙烯酸Ⅱ号、CAP 等溶液包衣等，其肠溶性较为稳定。

知识拓展

更衣规程

"人员应根据生产区的洁净要求，进行相应的更衣。"

1　进入一般生产区更衣规程（一更）

1.1　工作前更衣

1.1.1　进入一般生产区人员，先将携带品（雨具等）存放于指定的位置。

1.1.2　进入一更换鞋区，将自己的鞋放入指定鞋柜内，然后转身 180°，穿上工作鞋。

1.1.3　进入一更脱衣间，脱外衣，摘掉各种饰物（戒指、手镯、手表、项链、耳环等），放入衣柜中。

1.1.4　进入洗手间，用流动的饮用水、药皂或洗手液将双手反复清洗干净，然后用烘手器烘干。

1.1.5　进入一更穿衣间，从自己的衣柜中取出工作服穿上。更衣时注意不得让工作服接触到易污染的地方，扣好衣扣，扎紧领口和腕口。佩戴工作帽，应确保所有头发均放入工作帽内，不得外露。

1.1.6　进入一般生产区操作间。

1.2　工作结束后更衣

退出一般生产区时，按进入时逆向顺序更衣。换下的工作服、工作鞋分别放入自己的衣柜、鞋柜内。离开车间。

2　进入三十万洁净区更衣规程（二更）

2.1　工作前更衣

2.1.1　一更后方可进入二更。

2.1.2　进入二更更鞋区，将一更工作放入指定鞋柜内，然后转身 180°穿上二更工作鞋。

2.1.3　进入二更脱衣间，脱去一更工作服。

2.1.4　进入洗手间，用流动的纯化水、药皂或洗手液将双手反复清洗干净，然后用烘手器烘干。

2.1.5　进入二更穿衣间，从自己的衣柜中取出二更洁净服，穿戴洁净服的顺序由上自下，先戴洁净帽（戴帽时必须将头发完全包在帽内，不外露），然后分别穿上衣、下衣扎紧衣袖，扣好领口，并在衣镜前检查洁净服穿戴是否符合要求。

2.1.6　然后在缓冲间进行手消毒（手部用 75% 乙醇溶液喷洒消毒）后，进入三十万级洁净操作间。

2.2 工作结束更衣

退出三十万级洁净区时，按工作前更衣的程序逆向顺序更。需要清洗洁净服时，要把洁净服装入衣袋中，统一收集，贴挂"待清洗"标示卡。

3 进入十万级洁净区更衣规程（二更）

3.1 工作前更衣

3.1.1 一更后方可进入二更，进入二更换鞋间，将一更工作鞋放入指定鞋柜内，然后转身180°穿上二更工作鞋。

3.1.2 进入二更脱衣间，脱去一更工作服。

3.1.3 进入洗手区，用流动的纯化水、药皂或洗手液将双手反复清洗干净，然后用烘手器烘干。

3.1.4 进入二更穿衣间，按个人编号从更衣柜中取出自己的二更洁净服、洁净鞋，按由上到下的顺序穿洁净服，先戴洁净帽（戴帽时必须将头发完全包在帽内，不外露），然后分别穿上衣、下衣扎紧衣袖，扣好领口，并在衣镜前检查洁净服穿戴是否符合要求。

3.1.5 手部用75%乙醇溶液喷洒消毒后，戴上工作手套。

3.1.6 经缓冲间进入十万级洁净区操作间。

3.2 工作结束后更衣

退出十万级洁净区时，按进入时逆向顺序更衣。把脱下的洁净服装入原衣袋中，统一收集，贴挂"待清洗"标示卡。

4 进入万级洁净区更衣规程（三更）

说明：万级区与十万级区的更衣室并不一定都成串联结构，万级区并不在十万级区或外包装区的中间。在万级区工作的人员不一定非要经十万级更衣室方能进入万级区操作，因此，进万级区工作不一定要一更后二更，再三更，也可一更后直接三更。

4.1 工作前更衣

4.1.1 一更（或二更）后方可进入三更。

4.1.2 进入三更换鞋间，更换三更工作鞋。

4.1.3 进入三更脱衣间，脱去原来的工作服或洁净服。

4.1.4 进入洗手区，用流动的水、药皂或洗手液将双手反复清洗干净，用烘手器烘干。

4.1.5 进入三更穿衣间，按各人编号从更衣柜中取出自己的洁净服、洁净鞋，按由上到下的顺序穿洁净服，先戴洁净帽（戴帽是必须将头发完全包在帽内，在外露），然后分别穿上衣、下衣，扎紧衣袖，扣好领口，并在衣镜前检查洁净服穿戴是否符合要求。

4.1.6 手部用75%乙醇溶液喷洒消毒后，带上工作手套。

4.1.7 经缓冲间进入万级洁净区操作间。

4.2 工作结束后更衣

退出万级洁净区时，按进入时逆向顺序更衣。将洁净服装入原衣袋中，统一收集于洁净服周转筐中，贴挂"待清洗"标示卡。

安全知识

"安全第一、预防为主"

案例1　某职业学校学生曹某在药厂实习，擦洗搅拌机时未切断电源，带电违章操作，擦拭过程中，机器突然运转，导致右臂卷入其中，高位截肢。

案例2　某职业学校学生李某，在药厂实习时，违章操作压片机，导致右手食指被冲头压断。

案例3　某职业学校学生刘某，在药厂实习时，违章操作全自动胶囊充填机，导致拇指和食指撕裂。

案例4　某职业学校学生在实训操作中，在给颗粒包装机上纸的过程中，旁边观看同学违章操作，忽然按下启动键，导致上纸同学的拇指受伤。

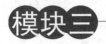

液体制剂实训

主要实训内容

制水技能训练，溶液配制技能训练，注射剂技能训练和口服液技能训练四大实训项目。

主要工作方向

从事药品液体制剂制造生产及质量管理等方面技术工作。

德育渗透点

1. 认真负责，严谨务实，准确规范，一丝不苟的工作态度。

2. 具有良好的思想品质、社会公德和行业职业道德。

3. 具有初步的科学研究和实际工作能力。

制水技能训练

> ### 📖 项目描述
>
> 　　为西药液体制剂前处理而开设的项目单元。本单元包括纯化水制备和注射用水制备两大技能训练。
>
> ### 📖 实训要点
>
> 　　在制水实训车间，让学生通过实践操作掌握纯化水和注射用水制备的方法。
>
> ### 📖 教学组织
>
> 　　全班分组。学生通过观察、实践为主的方式在组长带队下进行讨论学习，教师加以引导和总结，通过实践—讨论—总结的方式达到教学目的。教师注意个别指导，因材施教，让学生在学习过程中通过展示的方式（展示自己的学习成果和展示自己的风格）来培养学生的动手能力和工作能力，不断把知识内化为能力。

技能训练一　纯化水制备

【训练目标】

1. 掌握纯化水制备设备的主要结构。
2. 掌握纯化水制备设备的基本原理。
3. 掌握纯化水制备设备的操作。
4. 学会必要的纯化水基础知识。
5. 学会突发事件的应急处理。

【实训设备】

纯化水制备设备。

【实训内容】

一、主要部件

包括：原水箱（自来水、地下水、河水等）、原水阀（始终开着）、原水箱电磁阀（自动感应进水）、原水箱液位计、原水箱排污管（阀）、总进水管（阀）、压力表（压缩空气）、气泵阀（1、2、3、4、5、6、7、8、9）、桥阀（连接石英砂过滤器和活性炭过滤器）、石英砂过滤器（1、2、3、4阀）、活性炭过滤器（5、6、7、8阀）、精密过滤器（滤膜）（排气阀）、反渗透管（半渗透膜）（一股水进，两股水处，淡水从中间出）、高压泵、高压泵后阀、一级浓水阀、一级淡水阀、主面板（总开关、原水泵开关、高压泵开关、淡水泵开关、EDI开关、预处理开关）、流量计（浓水、淡水）、膜前、后压、原水电导仪、一级电导率、一级浓水流量阀，一级淡水流量阀、排水管（浓水、淡水）、淡水箱、淡水箱液位计、淡水出水管（阀）、淡水排污管（阀）、淡水泵、淡水泵阀、EDI电场、EDI面板（电源开关、电流、电压、电导率）、纯水箱、纯水电子液位计。

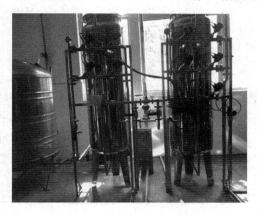

图3-1　纯化水设备

二、基本原理

（一）原水预处理的基本原理和流程

1. 石英砂过滤器

反洗（15min）　水从下进上出，开2、3阀。

正洗（8min）　水从上进下出，开1、4阀。

2. 活性炭过滤器

反洗（15min）　水从下进上出，开6、7阀。

正洗（8min）　水从上进下出，开5、8阀。

3. 过滤

开1、5、8阀。

4. 精滤过滤器

开9阀，关8阀。

（二）反渗透法基本原理和过程

半渗透管中水流两分支（从中间流出的是淡水，从旁边流出的是浓水）。

5股淡水的分支汇集成淡水的出水管。

前3股浓水继续进入下面2个半渗透管，后2股浓水汇集于浓水的出水管。

一级浓水阀阀门开启时，浓水和淡水都排入下水道。

一级浓水阀阀门关闭时，水流向显示浓水流量后从后面管道排入下水道。

一级淡水阀阀门开启时，淡水不达标流入下水道。

一级淡水阀阀门关闭时，淡水流向显示浓水流量后从后面管道进入淡水箱。

三、生产操作

（一）工作前准备

（1）为空压机，制水设备送电，打开空压机。

（2）查看自来水阀及各个分阀开关是否正常。

（3）打开压缩空气阀（0.3 ~ 0.4MPa）及一级反渗透电源（电控箱里面3个向上抬）。

（二）手动生产

（1）打开预处理开关，设备自动冲洗46min（冲洗过程按预处理原理自动开关气泵阀）。关闭预处理开关。（用于石英砂和活性炭冲洗）

（2）打开原水泵，打开一级淡水阀和一级浓水阀。

（3）打开气泵阀1、5、8（螺丝刀顺时针旋）（竖开横关），3min后开9、关8。

（4）半开精滤器排气阀，直到有清水冒出关闭。

（5）打开高压泵。

（6）3min后关闭一级浓水阀（右），当一级电导率降至20以下后，关闭一级淡水阀（左）。

（7）当淡水箱水量达到三分之一以上时，打开淡水箱出水阀，打开EDI开关和淡水泵开关（此时需做细致工作记录，EDI电导率<2，EDI电流<3A，水流量，膜前压膜后压为0.3 ~ 0.4MPa，纯化水液位计<1.6）。

（三）手动关机

打开一级淡水阀，一级浓水阀进行冲洗，直至电导率降至20以下。

依次关闭淡水泵、高压泵、原水泵、EDI开关、总开关。

关闭一级淡水箱出水阀和气泵阀1、5、9。

一级淡水阀，浓水阀复位（关闭）。

关闭全部水电气开关。

填写生产记录。

（四）清场

清设备，清车间。

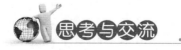
思考与交流

1. 一级浓水阀、一级淡水阀如何开启？何时开启？

2. 操作前哪些阀门必须关闭？哪些阀门必须打开？

3. 气泵阀如何开启？

技能训练二　注射用水制备

【训练目标】

1. 熟悉注射用水制备设备的主要结构。
2. 熟悉注射用水制备设备的操作。
3. 学会必要的注射用水基础知识。
4. 学会突发事件的应急处理。

【实训设备】

注射用水制备设备。

【实训内容】

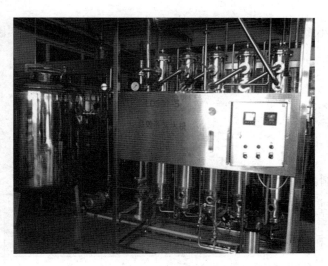

图 3-2　注射用水设备

以下介绍手动操作规程。

1. 检查

（1）打开总电源、蒸馏水机电源、空压机电源、纯水机电源。

（2）观察纯水箱中纯化水量是否达到总量一半，打开纯化水出水阀。

（3）打开工业蒸汽的总开关，第五效下的放水阀半开。

（4）打开空气压缩气总阀。

2. 开机操作

（1）打开蒸汽分阀开始放气，降气压正常后（0.35MPa）把开关调至手动档位。

（2）打开纯化水泵开关，小流量进水。

（3）待仪表显示温度达到80℃，打开气阀2，大流量进水。

（4）生产过程注意（T = 90 ~ 98℃，电导率≤2；蒸汽压在0.4MPa附近）。

3. 手动关机

（1）关闭气阀。

（2）待呼吸器没有蒸汽喷出后，关闭纯化水泵，关闭气阀2。

（3）关闭总开关，关闭工业蒸汽分阀。

（4）打开 1~5 效下排放阀。

（5）关闭蒸馏水机电源、蒸汽总阀和压缩气阀，各个阀排放门复位。

（6）关闭空压机、总电源。

4. 填写生产记录

5. 清场

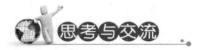

请同学们以小组为单位在组长带领下自己动手尝试操作，总结实践中获得的感悟，并进行交流。

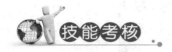

表 3 – 1   制水技能考核评分标准

岗位：纯化水制备

考核内容	技能要求	分值	得分
准备工作	按更衣规程更衣	10	
	进入制水间后，检查上批清场情况，检查设备	5	
	检查原水箱等设备，检查阀门	8	
生产操作	石英砂过滤器、活性炭过滤器、精滤器的预处理	10	
	按设备 SOP 正确熟练进行设备操作	35	
	掌握操作中的注意事项	20	
清场	对制水场所进行清理、清洁	10	
	关闭水电汽门	2	
合计		100	

岗位：注射用水制备

考核内容	技能要求	分值	得分
更衣	按规程正确换鞋、脱衣、洗手、更衣	5	
准备工作	进行岗位生产前检查（九项），填写检查记录	5	
	检查纯化水、工业蒸汽、自来水等，保证质量并有足够的供应量	10	
	确保相关阀门的开关（1、4开着，其余关）	10	
	填写、挂本次运行状态标志	5	
生产操作	确保一效排放阀开着，开工业蒸汽阀，使压力在0.1MPa左右，等水声变为气声后，关小工业蒸汽阀	10	
	开总电源，开"仪表"，设置好报警温度98℃和报警电导2.0	10	
	开"料水泵"，调节纯化水进水阀（蓝阀），使流量为6	10	
	调大工业蒸汽阀，使压力为0.2MPa左右，设备开始运行，生产注射用水，注射用水合格后开始收集	10	
	关机：关工业蒸汽阀，关料水泵、仪表、电源、开2、3阀	10	
	生产过程中，及时填写生产相关记录	5	
清场	制水间的卫生清洁：注射用水箱及输送管道，蒸馏水机的清洗消毒	5	
	填写"清场记录"，挂贴"清场合格证"；结束后，关闭水电汽门	5	
合计		100	

知识链接

制药用水概述

定义：主要是指制剂配制、使用时的溶剂、稀释剂及药品容器、制药器具的洗涤清洁用水。

种类：饮用水、纯化水、注射用水、灭菌注射用水。

饮用水可作为药材净制时的漂洗、制药用具的粗洗用水，也可作为药材的提取溶剂。

纯化水为饮用水经蒸馏法、离子交换法、反渗透法或其他适宜的方法制得的制药用水，不含任何添加剂。

注射用水指符合《中国药典》（2010年版）注射用水项下规定的水。注射用水为蒸馏水或去离子经蒸馏所得的水，故又称重蒸馏水。

灭菌注射用水是指为注射用水按照注射剂生产工艺制备所得。主要用于注射用灭菌粉末的溶剂或注射液的稀释剂。

制药用水制备工艺流程

原水—原水加压泵—石英砂过滤器—活性炭过滤器—精密过滤器—高压泵—反渗透—淡水箱—淡水泵—EDI—纯化水—重蒸馏—注射用水—灭菌—灭菌注射用水。

纯化水设备主要单元简介

设备：纯化水设备（图 3 – 1），其具体结构单元如下：

1. 石英砂过滤器

石英砂过滤器是利用一种或几种过滤介质，在一定的压力下，使原液通过该介质的接触絮凝、吸附、截留，去除杂质，从而达到过滤的目的。其内装的填料一般为：石英砂、无烟煤、颗粒多孔陶瓷、锰砂等，可根据实际情况选择使用。

2. 活性炭过滤器

活性炭具有大量的微孔和巨大的比表面积，具有极强的物理吸附能力。能够十分有效的吸附水中杂质，尤其是有机物和微生物。活性炭表面形成的含氧催化氧化和化学吸附的功能，可以去除一部分水中的金属离子。活性炭对水中尚存的余氯有极强的吸附作用，以保护下游的不锈钢设备及管道表面，以及满足后序水处理单元的入水要求。

3. 精密过滤器

精密过滤器又称保安过滤器，过滤精度一般为 $5\mu m$。其作用在于截留一切粒径大于 $5\mu m$ 的物质，以满足反渗透的入水要求。

4. 反渗透

反渗透技术原理是在高于溶液渗透压的作用下，依据其他物质不能透过半透膜，而将这些物质和水分离开来。反渗透膜的膜孔径非常小，因此能够有效地去除水中的溶解盐类、胶体、微生物、有机物等。系统具有水质好、耗能低、无污染、工艺简单、操作简便等优点，成为制药用水工艺中首选的水处理单元。

反渗透膜是一种只允许水分子通过而不允许溶质透过的选择性半透膜。反渗透技术除了应用反渗透原理外，还利用了膜的选择吸附和针对有机物的筛分机制。反渗透膜的孔径大多 $\leq 10 \times 10^{-10}m$，其分离对象为溶液中处于离子范围和分子量为几百左右的物质。它能滤除各种细菌和病毒，还能滤除热原。这是制药用水十分关注的问题。

一级反渗透和二级反渗透设有回流管道，反渗透设备设化学清洗装置和消毒装置；在一级反渗透和二级反渗透间设有 pH 调节装置，保证设备产水电导率符合《中国药典》（2010 年版）要求；在第一级反渗透和第二级反渗透设备中均装有在线电导检测仪表，产水电导率可随时观看；二级反渗透膜采用带正电荷的抗污染反渗透膜，以保证反渗透设备能长期稳定运行。

5. EDI（电去离子系统）

EDI 设备应用在反渗透系统之后，取代传统的混合离子交换技术，可生产稳定的超纯水。EDI 技术与混合离子交换技术相比有如下优点：①水质稳定；②容易实现全自动控制；③不会因再生而停机；④不需化学再生；⑤运行费用低；⑥厂房面积小；⑦无污水排放。

6. 杀菌系统

（1）臭氧和紫外线有序结合用于消毒/灭菌　臭氧是一种强氧化剂，它的氧化能力在天然元素中仅次于氟，位居第二。臭氧能氧化分解细菌内部氧化葡萄糖所必需的葡萄糖氧化酶等，也可以直接与细菌、病毒发生作用，破坏细胞、核糖核酸，分解 DNA、RNA、蛋白质、脂质类和多糖等大分子聚合物，使细菌的物质代谢生长和繁殖过程遭到破坏。在水处理中对除臭、脱色、杀菌、去除酚、氰、铁、锰和降低 COD、BOD 等都具有显著的效果。紫外线能降低水系统的预处理系统中新菌落的生成速率，位于臭氧之后的 254nm 紫外灯可同时用于消毒和清除臭氧的残留。

（2）循环回流以防止细菌滋生　在纯化水系统中的预处理系统、制水系统和用水系统分别设有循环水路，在节假日或晚间不用水时；纯化水罐水满时；出水电导率超标时，各系统内的水保持一定的程度的循环，必要时再辅以紫外或臭氧/紫外杀菌以防止细菌滋生。

注射用水设备主要单元简介

蒸馏法对原水中不发挥性的有机物、无机物，包括悬浮物、胶体、细菌、病毒、热原等杂质有很好的去除作用。蒸馏水机的结构、性能、金属材料、操作方法以及原水水质等因素，均会影响注射用水的质量。多效蒸馏水机的"多效"主要是节能，可将热能多次合理使用。蒸馏水机去除热原的关键部件是汽－水分离器。

设备：注射用水设备（图 3－2）。

纯化水的输送与贮存

采用循环管路输送，贮存周期不应大于 24h。

注射用水的收集与贮存

弃去初馏液，检查合格后采用带有无菌过滤装置的密闭收集系统收集，在 80℃ 以上保温、65℃ 以上保温循环或 4℃ 以下无菌状态下贮存，并于制备 12h 内使用。

注射用水的制备、贮存和分配应能防止微生物的滋生和污染。贮罐和输送管道所用材料应无毒、耐腐蚀。管道的设计和安装应避免死角、盲管。贮罐和管道要规定清洗、灭菌周期。注射用水贮罐的通气口应安装不脱落纤维的疏水性除菌滤器。

小容量注射剂制备技能训练

项目描述

为注射剂生产而开设的项目单元。本单元包括注射剂的洗瓶、配液、灌封三大技能训练。

实训要点

在注射剂洗瓶、配液、灌封实训车间，让学生通过实践操作掌握注射剂制备中的过程和方法。

教学组织

全班分组。学生通过观察、实践为主的方式在组长带队下进行讨论学习，教师加以引导和总结，通过实践—讨论—总结的方式达到教学目的。教师注意个别指导，因材施教，让学生在学习过程中通过展示的方式（展示自己的学习成果和展示自己的风格）来培养学生的动手能力和工作能力，不断把知识内化为能力。

技能训练一 洗瓶

【训练目标】

1. 掌握洗瓶机的基本部件。
2. 掌握洗瓶机的基本原理。
3. 熟悉洗瓶机的基本操作。
4. 学会必要的小容量注射剂基础知识。
5. 学会突发事件的应急处理。

【实训设备】

洗瓶机。

【实训内容】

西林瓶的洗瓶——立式超声波自动洗瓶机

一、主要部件

（以水和瓶两位主角分别引出一系列洗瓶设备的基本部件）

包括：输瓶网带（进瓶调速可调）、瓶内注水（喷淋）（用循环水）、压板、超声波转化器（发生器在箱内）、绞龙（作用：输送，等距离排好）、提升、转盘、机械手（翻转）、外喷淋、外吹气、六组针架（每组六针）（1、3、5为水；2、4、6为气）（气为压缩空气）（针为间歇式跟踪洗涤）凸轮导轨、上水箱、下水箱、溢水口、回旋槽、排污阀、总进水阀、过滤器（循环水过滤器）（0.2μm），新鲜水过滤器（0.2μm）（0.2~0.4MPa），压缩空气过滤器（0.2μm）（0.2~0.4MPa）、循环泵。

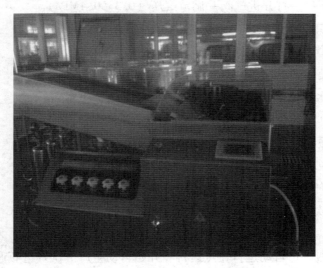

图3-3 立式超声波自动洗瓶机

二、基本原理

（1）粗洗（超声波洗）—精洗（高压水、气交替反复冲刷）（插入式洗瓶）。

（2）新鲜水用到的地方 上水箱、下水箱、第五组针、外喷淋。

（3）循环水用到的地方 第一、三组针，瓶内注水。

（4）循环水来源

①上水箱—下水箱—循环泵—循环水过滤器—上水箱—瓶内注水。

②水针喷水—回旋槽—下水箱—循环泵—循环水过滤器—上水箱—水针喷水。

三、操作规程

（一）准备工作

（1）人员准备　按照进入十万级洁净区的更衣规程更衣。

（2）物料准备　根据生产指令接收、核对传入待清洗瓶子。

（3）设备准备

①岗位生产前检查，填写检查记录。

②水、电、气确认。

电：打开总电源（配电柜）、空压电源、洗瓶机设备电源。

水：注射用水足量够用。打开注射用水输出泵—打开洗瓶机总进水阀—调节水压。

气：打开空压机—打开进气阀—调节气压（0.3～0.4MPa）。

（4）填挂标识牌（正在生产，设备正在运行）。

（5）检查管道、阀门有无跑冒滴漏现象。

（二）生产操作

（1）打开上水箱，下水箱注水阀，水位满后关上、下水阀。

①下水箱下排污阀关闭。

②上水箱到漏斗口—慢。

③下水箱到溢水口—快。

（2）打开瓶内注水阀，打设备调试—开循环泵—关循环泵—返回。

（3）打开外吹气阀，外喷，淋阀—点参数设置（温度30～40℃，速度≥20）—返回。

（4）装好空瓶—点自动运行—点运行—开始自动生产—调好进瓶调速器。

（5）关机　返回（停止运行）—关进瓶调速钮—关外吹气，关外喷淋—关瓶内注水阀—关总进水阀—关总进气阀—关设备电源—打开下水箱排污阀（洗水箱）—关空压机，关注射用水泵，关总电源。

注意：生产过程中填写生产相关记录。

（三）清场

（1）清除本批相关物料等，放到指定地点。

（2）对所用容器具、工具、洗瓶机、洗瓶间进行清洗消毒。

（3）整理批生产记录。

安瓿的洗瓶——超声波洗瓶机

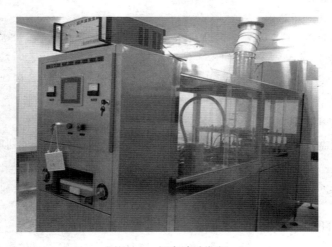

图 3 - 4   超声波洗瓶机

一、主要部件

略。

二、基本原理

略。

三、操作规程

(一) 准备工作

1. 人员准备

按照进入十万级洁净区的更衣规程更衣。

2. 物料准备

根据生产指令接收核对传入待清洗瓶子。

3. 设备准备

(1) 岗位生产前检查，填写检查记录。

(2) 水、电、气确认。

电：打开总电源（配电柜），空压电源，洗瓶机设备电源。

水：注射用水足量够用。

打开注射用水输出泵—打开洗瓶机总进水阀—调节水压。

气：打开空压机—打开进气阀—调节气压（0.3~0.4MPa）。

4. 填挂标识牌

正在生产，设备正在运行。

5. 检查管道、阀门

有无跑冒滴漏现象。

（二）生产操作

（1）接通电源，开总停。

（2）点"手动操作"—点"手动进入"—开"清水泵"，点"后屏"—开"水冲"（直至注满水）关—点"前屏"—开"循环泵"。

（3）送瓶到底—开"晃动"—开"喷淋"关—开"升降"—开"推一"（到底）关—关"升降"。

（4）开"超声波发生器"。

（5）开"翻盘"—开"喷淋关"—点"后屏"—开"推二"（到底）关—关"翻盘"。

（6）开"定位"关—开"对位"关—开"定位"关—开"对位"—开"针板"—开"气冲"—关—开"水冲"—关—开"水冲"—关—开"气冲"—关—关"针板"—关"对位"。

（7）开"定位"关—开"对位"关—开"定位"关—开"对位"—开"针板"—开"气冲二"关 —关"针板"—关"对位"。

（8）点"手动推出"—点"前屏"—点"自动操作"。

（9）关机（关总停，关电源，关气阀，开排水阀后关排水阀）。

（10）填写生产记录。

（三）清场

（1）清除本批相关物料等，放到指定地点。

（2）对所用容器具、工具、洗瓶机、洗瓶间进行清洗消毒。

（3）整理批生产记录。

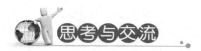

请同学们以小组为单位在组长带领下自己动手尝试操作，总结实践中获得的感悟，并进行交流。

技能训练二 配液

【训练目标】

1. 掌握溶液配制设备的基本部件。

2. 掌握溶液配制的基本操作过程。

3. 学会必要的溶液配制基础知识。

4. 学会突发事件的应急处理。

【实训设备】

溶液配制设备。

【实训内容】

一、主要部件

1. 浓配

包括：浓配桶、前管（纯化水管及阀）、后管（注射用水管及阀）、搅拌器、视窗、蒸汽管、蒸汽压力表、蒸汽安全阀、液位计、回流泵、钛滤器、回流阀、放液阀（蓝色）（两个，一个放浓配桶中废液，一个放钛滤器中废液）、放气阀（黄色）、投料口、温度计（加热）、控制面板（抽液泵开关、搅拌器开关、绿开红关）、总排污管、取样口。

2. 稀配

包括：稀配桶、前管（纯化水管及阀）、后管（注射用水管及阀）、进液阀（浓配桶中药液进入稀配桶）、投料口、精密过滤器、取样口、回流泵、钛滤器、搅拌器、稀配桶、视窗、温度计、蒸汽管、蒸汽压力表、蒸汽安全阀、液位计、控制面板（抽液泵开关、搅拌器开关、绿开红关）、总排污管、放液阀（蓝色）（两个，一个放浓配桶中废液，一个放钛滤器中废液）、放气阀（黄色）、精密过滤器前后阀（输送阀1、2）。

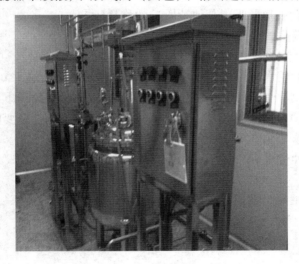

图 3 – 5   注射剂配制设备

二、生产操作

（一）准备工作

1. 人员准备

2. 物料准备

主料，辅料，检查是否合格，标签，传递窗，紫外灯。

3. 设备准备

（1）检查生产标识　《清场合格证》、设备"完好""已清洗"标识。

（2）清洁消毒　按《十万级洁净区清洁消毒规程》。

（3）根据《批生产指令》接受原辅料。

（4）检查

①器具用75%乙醇消毒。

②过滤口完连性测定。

③挂标示"正在生产"。

4. 洗涤

（二）操作过程

1. 计算称量

注：关机时，所有阀门应处于"关闭"状态。

（1）投料量的计算。

（2）称量操作规程。

①称量器具的校正。

②必须一人称量，一人复核。

③及时填写记录。

④活性炭（避免飞散及吸附其他杂质）的称量要求。

⑤毒性，贵重药材的称量要求。

2. 浓配

开纯化水，注射用水冲洗阀，冲洗罐内壁—取样检查至冲洗水 pH 5～7—罐中加配制量60%的注射用水（必要时通惰性气体饱和）—开加料盖，开搅拌—投入原辅料（先投辅料后投主料）（先溶解度小、后溶解度大）—至溶解（必要时通工业蒸汽加热溶解）—投入活性炭吸附20min—关闭搅拌桨。

质量控制点　冲洗水 pH 5.0～7.0。

3. 过滤

（1）钛滤器　滤棒，药液进出。

（2）操作步骤　开过滤器回流阀（关闭搅拌桨）—开泵前阀，开药液回流泵（使药液经过滤器过滤后又回到浓配罐，如此回流）—取样检查药液，澄明度至合格。

4. 稀配

开稀配罐进料阀—关浓配罐回流阀（将浓溶液由浓配罐经滤过后打入稀配罐）（必要时稀配罐中通惰性气体至罐封结束）—用注射用水冲洗浓配罐，冲洗水打入稀配罐（关浓配罐所有阀门）—加注射用水至全量—搅拌—打开回流阀（稀配）—打开循环泵—取样检查至合格—关循环泵和搅拌桨—关回流阀，开输送阀—开循环泵—关闭循环泵阀。

5. 过滤

操作步骤：过滤器与稀配罐之间打回流。

ype 液体制剂实训 模块三

6. 取样

取样进行中间体检查（重要的质量控制点）

检查项目：澄清度、色泽、pH、含量等。

根据以下检查结果及时调整。

（1）色泽—再加活性炭吸附。

（2）澄明度—再过滤。

（3）pH—加调节剂。

（4）含量—补水或补料（从投料口加）。

7. 中间体检查

中间体检查后合格后，将药液由终端过滤器精滤至澄明度检查合格后送灌封，填交接单，及时填写生产记录。

（三）清场

（1）洗涤罐内壁所有管道（用纯化水）。

（2）两罐同时，四个排放阀关，其他阀门全开，进行洗涤。

（3）四个排放阀开（两个罐，两个滤器）。

（4）所有阀门关。

（5）用注射用水洗罐及管道—完毕后关闭所有阀门—用75%酒精擦洗外壁—清场。

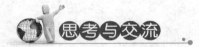

1. 如何清洗配液设备？

2. 浓配罐中溶液如何转移至稀配罐中？

技能训练三　灌封

【训练目标】

1. 掌握安瓿拉丝灌封设备的基本部件。

2. 掌握安瓿拉丝灌封机的基本操作过程。

3. 学会必要的小容量注射剂灌封基础知识。

4. 学会突发事件的应急处理。

5. 具备安瓿拉丝灌封机操作过程中的安全环保知识、生产质量管理知识。

【实训设备】

安瓿拉丝灌封机。

>>> 095

【实训内容】

安瓿拉丝灌封机

一、主要部件

包括：进瓶斗、传送带、手轮、离合器、固定齿轮、活动齿轮、固定板、灌封系统【针头8个，前4个装压缩空气，后4个灌装溶液，预留针头通惰性气体，4个输送泵（靠活塞单向运动向上），灌装量调节器（上多下少）】、针架、无瓶止罐、拉丝封口系统【火焰柱（前4个预热，后4个主火焰）、拉丝钳夹、转轮、传感器、废料斗】推料杆、出料斗、阀门（红色为煤气，白色为氧气，一个主阀门）、灭火用压缩空气枪、煤气罐、氧气罐、惰性气体管。

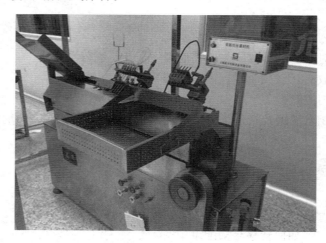

图3-6 安瓿拉丝灌封机

二、生产操作

（一）准备工作

（1）人员准备（三更） 百级层流装置。

（2）物料准备（配好的溶液）

（3）设备准备 调试，检查设备是否正常，是否清场，是否有告示牌。

（二）生产操作

（1）设备连接 硅胶管、罐装气、针头、活塞、灌装系统（必要时组装惰性气体充气系统），检查管道是否正常。

（2）取少许安瓿置于齿板上，调节惰性气体针头和灌装针头插入的深度和位置，调节主电机转运频率。

（3）连接回流管，接通精滤后的注射用水。开动灌封机，冲洗灌装系统10min，并将注射用水排完。

（4）将配制好的检查合格的药液往灌装系统打回流，检查每一只针头回流药液的澄明度是否合格，回流后的药液收集起来，打回配液车间回收利用。

（5）用注射器或量筒，对每一只灌装针头进行药液的定量罐装。

（6）开百级层流，再打开氢氧发生器开关，过一会打开氢氧气阀门。调小气量，用氨气点火器点燃，调节火焰大小（必要时开惰性气体阀门）。

（7）开主电机开关，开离合器，开始送瓶罐封操作，期间随时检查半成品的澄明度、灌封量、封口情况，及时剔除不合格的，检查色泽、澄明度、罐液量，药液是否粘瓶，有无泡头、焦头、瘪头、勾头现象。

（8）将合格的放到出料口的不锈钢瓶中，满盘后放入产品标识卡，传入下一车间，填写交接单。

（9）将不合格的收集，并将其药液回收至配液岗再利用。

（10）关离合器，关电机电源，关小氢氧气阀门，火焰变红后（关惰性气体阀门）。压缩空气枪扑灭火焰，关氢氧发生器开关，关层流开关，关总电源。

（三）清场

清物料，清设备，清车间，关水电气门。

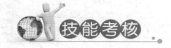

表 3 - 2　注射剂技能考核评分标准

岗位：安瓿洗瓶

考核内容	技能要求	分值	实得分
准备工作	按更衣规程更衣	10	
	进入洗瓶间后，检查上批清场情况，检查设备、管道、接头、电源、水源、气源、放水阀	5	
	开注水灌进水阀，放水	3	
	开压缩空气阀	3	
生产操作	开"电源启动"、"总停"	2	
	点"手动操作"、"手动进入"、"清水泵"开，"后屏"、"水冲一"开（直至注满水）关"水冲一"，开超声波	12	
	推入瓶盘，点"前屏"、"循环泵"、"晃动"，"升降"开、开"推一"（到底）、关"推一"、"升降"关	10	
	点"翻盘"开、开"喷淋"后关、点"后屏"、开"推二"（到底）关"推二"、"前屏"、关"翻盘"	10	
	点"后屏"、"定位"、"对位"两遍，开"针板"、开"气冲一"关，开"水冲一"2~3次，"气冲一"、关"针板"、关"对位"	15	
	点"后屏"、"气冲二"2次	6	
	关机：先关"超声波"、"前屏"、"清水泵"、"循环泵"，"手动退出"，点"前屏"，开各排气阀，关"总停"、"电源启动"，关总电源。关进水阀、压缩空气阀	12	

续表

考核内容	技能要求	分值	实得分
清场	对用具、洗瓶机、洗瓶场所进行清理、清洁，废物、污物集中处理	10	
	关闭水电气门	2	
合计		100	

岗位：西林瓶洗瓶

考核内容	技能要求	分值	实得分
准备工作	按照进入十万级洁净区的更衣规程更衣	10	
	进入洗瓶间后，检查上批清场情况，检查设备、管道、接头、电源、水源、气源、放水阀	10	
	开打开注射用水输出泵，打开洗瓶机总进水阀，调节水压	4	
	打开空压机，打开进气阀，调节气压（0.3~0.4MPa）	4	
	填挂标识牌（正在生产，设备正在运行）	3	
生产操作	打开上水箱，下水箱注水阀，水位满后关上、下水阀	6	
	打开瓶内注水阀，打设备调试，开循环泵，关循环泵，返回	10	
	打开外吹气阀，外喷，淋阀，点参数设置（温度30~40℃，速度≥20），返回	10	
	装好空瓶，点自动运行，点运行，开始自动生产，调好进瓶调速器	10	
	关机：返回（停止运行），关进瓶调速钮，关外吹气，关外喷淋，关瓶内注水阀，关总进水阀，关总进气阀，关设备电源，打开下水箱排污阀（洗水箱）	15	
	生产过程中，及时填写生产相关记录	3	
清场	对用具、洗瓶机、洗瓶场所进行清理、清洁，废物、污物集中处理	10	
	关闭水电气门	5	
合计		100	

岗位：配液

考核内容	技能要求	分值	实得分
准备工作	按更衣规程更衣	5	
	进入配液间后，检查上批清场情况，检查设备、管道、接头、电源、水源、气源、放水阀	10	
	填挂标识牌（正在生产，设备正在运行）	4	
	按洗涤规程进行设备的清洗，质量控制点取样检测：冲洗水 pH 5.0~7.0	4	

续表

考核内容	技能要求	分值	实得分
生产操作	按物料称量规则计算称量物料	7	
	浓配：罐中加配制量 60% 的注射用水（必要时通惰性气体饱和）—开加料盖，开搅拌—投入原辅料（先投辅料，后投主料）（先溶解度小，后溶解度大）—至溶解（必要时通工业蒸汽加热溶解）—投入活性炭吸附 20min—关闭搅拌桨	10	
	过滤：开过滤器回流阀（关闭搅拌桨）—开泵前阀，开药液输泵（使药液经过滤器过滤后又回到浓配罐，如此回流）	10	
	稀配：开稀配罐进料阀—关浓配罐回流阀（将浓溶液由浓配罐经滤过后打入稀配罐）（必要时稀配罐中通惰性气体至罐封结束）—用注射用水冲洗浓配罐，冲洗水打入稀配罐（关浓配罐所有阀门）—加注射用水至全量—搅拌—打开回流阀（稀配）—打开循环泵—过滤（过滤器与稀配罐之间打回流）—取样检查至合格—关循环泵和搅拌桨—关循环阀，开输送阀—开循环泵—关闭适当泵阀	15	
	取样进行中间体检查（重要的质量控制点）检查项目：澄清度、色泽、pH、含量等。根据检查结果及时调整	5	
清场	洗涤设备：2 罐同时，4 个排放阀关，其他阀门全开，进行洗涤	10	
	4 个排放阀开（2 个罐，2 个滤器），所有阀门关	5	
	关闭水电气门	5	
合计		100	

岗位：灌封

考核内容	技能要求	分值	实得分
准备工作	按照进入百级洁净区的更衣规程更衣	8	
	检查设备是否正常，是否清场，是否有告示牌	5	
	物料准备（配好的溶液）	3	
	填挂标识牌（正在生产，设备正在运行）	3	

续表

考核内容	技能要求	分值	实得分
生产操作	设备连接：硅胶管、罐装气、针头、活塞、灌装系统（必要时组装惰性气体充气系统），检查管道是否正常	6	
	取少许安瓿置于齿板上，调节惰性气体针头和灌装针头插入的深度和位置，调节主电机运转频率	6	
	连接回流管，接通精滤后的注射用水。开动灌封机，冲洗灌装系统10min，并将注射用水排完	6	
	将配制好的检查合格的药液往灌装系统打回流，检查每一只针头回流药液的澄明度是否合格，回流后的药液收集起来，打回配液车间回收利用	6	
	用注射器或量筒，每一只灌装针头，药罐装置进行装液量调节	10	
	开百级层流，再打开氢氧发生器开关，过一会打开氢氧气阀门。调小气量，用氢气点火器点燃，调节火焰大小（必要时开惰性气体阀门）	10	
	开主电机开关，开离合器，开始送瓶罐封操作，期间随时检查半成品的澄明度、灌封量、封口情况，及时剔除不合格的，检查色泽、澄明度、罐液量、药液是否粘瓶，有无泡头、焦头、瘪头、勾头现象	15	
	将合格的放到出料口的不锈钢瓶中，满盘后放入产品标识卡，传入下一车间，填写交接单。将不合格的收集，将其药液回收至配液岗再利用	8	
	生产过程中，及时填写生产相关记录	3	
	关离合器，关电机电源，关小氢氧气阀门，火焰变红后（关惰性气体阀门）。压缩空气枪扑灭火焰，关氢氧发生器开关，关层流开关，关总电源	8	
清场	清物料，清设备，清车间，关水电气门	3	
合计		100	

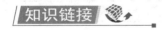知识链接

注射剂概述

定义：注射剂是指药物与适宜的溶剂或分散介质制成的供注入体内的溶液、乳状液或混悬液及供临用前配制或稀释成溶液或混悬液的粉末或浓溶液的无菌制剂。

（1）优点　作用迅速可靠；无首过效应；发挥全身或局部定位作用；适用于不宜口服药物和不能口服的患者。

（2）缺点　研制和生产过程复杂；安全性及机体适应性差；成本较高。

注射剂制备工艺

包括：原辅料和容器的准备与处理，容器的处理，称量、溶液配制，过滤、灌封、

灭菌、质量检查和包装。

注射剂容器概述

容器种类：安瓿、西林小瓶、输液瓶、软包装。

小容量注射剂的容积为 1、2、5、10、20ml。

注射剂容器处理

1. 安瓿的洗涤

洗涤安瓿（西林瓶）是由超声波发生器发出的高频振荡信号，通过换能器转换成高频机械振荡而传播到介质，清洗溶剂中超声波在清洗液中疏密相间的向前辐射，使液体流动而产生数以万计的微小气泡，存在于液体中的微小气泡（空化核）在声场的作用下振动，当声压达到一定值时，气泡迅速增长，然后突然闭合，在气泡闭合时产生冲击波，在其周围产生上千个大气压力，破坏不溶性污物而使它们分散于清洗液中；当团体粒子被油污裹着而粘附在清洗件表面时，油被乳化，固体粒子即脱离，从而达到清洗件表面净化的目的。

设备：西林瓶的洗瓶机（图 3-3），安瓿的洗瓶机（图 3-4）。

2. 安瓿的干燥和灭菌

安瓿洗涤后，一般要在烘箱内用 120~140℃ 温度干燥。盛装无菌操作或低温灭菌的安瓿则需用 180℃ 干热灭菌 1.5h。大量生产时，多采用由红外线发射装置与安瓿自动传送装置两部分组成的隧道式烘箱，隧道内平均温度 200℃ 左右。采用适当的辐射原件组成的远红外干燥装置，温度可达 250~350℃，一般 350℃ 经 5min，能达到安瓿灭菌的目的。

溶液的配制

1. 稀配法

将原料加入所需的溶剂中一次配成注射剂所需浓度。本法适用于原料质量好，小剂量注射剂的配制。

2. 浓配法

将原料先加入部分溶剂配成浓溶液，加热溶解过滤后，再将全部溶剂加入滤液中，使其达到规定浓度。本法适用于原料质量一般、大剂量注射剂的配制。①配成浓溶液可用热处理与冷藏法保证质量，亦称变温法，注射液中的某些高分子杂质，如树脂、鞣质等如未除尽，在水中呈胶体状态，不易凝聚和沉淀，但经加热处理，煮沸 30min 或 115℃ 加热 15~20min，能破坏其胶体状态而使之凝聚，再在 0~4℃ 冷藏 24h，又能降低其动力学稳定性，使沉淀析出，即可滤过除去杂质。②几种原料的性质不同，溶解要求有差异，配液时可分别溶解，再混合，最后加溶剂至全量。

3. 滤过

滤过是保证注射液澄明的重要操作，一般分为初滤和精滤。如药液中沉淀物较多时，特别加活性炭处理的药液需初滤后方可精滤。以免沉淀堵塞滤孔。

设备：注射剂配液设备（图3-5）。

注射剂灌封

定义：灌封包括药液的灌注和容器的封口。灌封间是无菌制剂生产的关键区域，其洁净度要求特别严格，应达到100级。

设备：安瓿拉丝灌封机（图3-6）。

（一）注射液的灌装

1. 要求

（1）装量准确，每次灌注前必须先校正灌注器容量，试灌若干支，按照《中国药典》规定的"注射剂的装量检查法"进行检查，符合规定后再行灌注。

（2）灌注时应注意尽量不使灌注针头与安瓿颈内壁碰撞，以免玻屑落入安瓿。

（3）药液不可粘附在安瓿颈壁上，以免产生焦头或爆裂。

2. 灌装方法

手工灌装与机器灌装。

3. 常用的灌注器

有：手工竖式灌注器、手工横式灌注器、双针或多针灌注器、电动灌封机等。若需充入惰性气体以防药液氧化时，要让惰性气体完全置换掉安瓿中的空气，一般认为2次充气比1次充气的效果好。

（二）注射液的熔封

1. 要求

安瓿的熔封应严密，无缝隙，不漏气；安瓿封口应长短一致，颈端应圆整、光滑无尖锐、易断的尖头及易破碎的球状小泡。

2. 方法

（1）手工熔封 单火焰法与双火焰法，属"拦腰封口"，小量生产。

（2）机器熔封 多采用自动安瓿灌封机，为顶端自然熔封。但目前多采用拉封法，大量生产时，操作方便，生产效率高。灌装与封口时，一些主药遇空气易氧化的产品，要通入惰性气体置换安瓿中的空气。常用的有氮气与二氧化碳。

口服液制备技能训练

项目描述

为口服液生产而开设的项目单元。本单元包括口服液灌封技能训练。

实训要点

在口服液灌封实训室，让学生通过实践操作掌握口服液灌封的过程和方法。

教学组织

全班分组。学生通过观察、实践为主的方式在组长带队下进行讨论学习，教师加以引导和总结，通过实践－讨论－总结的方式达到教学目的。教师注意个别指导，因材施教，让学生在学习过程中通过展示的方式（展示自己的学习成果和展示自己的风格）来培养学生的动手能力和工作能力，不断把知识内化为能力。

技能训练　口服液灌封

【训练目标】

1. 掌握口服液灌封机的基本部件。
2. 掌握口服液灌封机的基本操作。
3. 学会必要的口服液基础知识。
4. 学会突发事件的应急处理。
5. 具备口服液灌封机操作过程中的安全环保知识、生产质量管理知识。

【实训设备】

口服液灌封机。

【实训内容】

口 服 液 灌 封 机

一、主要部件

包括：

理瓶系统：弹簧片、转盘、操作按钮。

传送系统：输送带。

灌装系统：胶管、传感器（四瓶灌装）、灌装凸轮（带动瓶子）、灌装泵（单向泵）。

理盖系统：通过振动盖子穿过通道（盖口向上）。

压盖系统：上、下运动压盖并旋盖。

传感器（计数）。

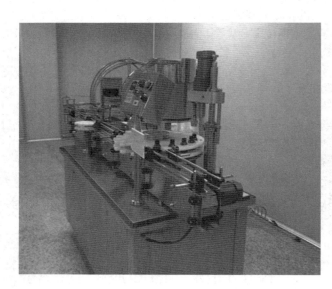

图 3 - 7　口服液灌封机

二、生产操作

（一）准备工作

（1）人员准备　（二更）。

（2）物料准备　瓶子（塑瓶）、灌装溶液。

（3）设备准备　标示牌，是否清场，检查部件、阀门、管道及线路、水、电、气。

（二）操作过程

开机：打开总电源—打开机器电源—打开理瓶系统开关—开传送带开关—打开理盖系统（压盖系统）—调速—打开转盘（屏幕、调速）。

关机：理瓶系统关闭—震动关闭—转盘关闭—传送带关闭—恢复初始状态—关总电源。

（三）清场

把灌装好的瓶子转移走，同时剔除不合格的，清设备、扫地、拖地。

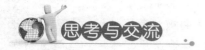

请同学们以小组为单位在组长带领下自己动手尝试操作，总结实践中获得的感悟，并进行交流。

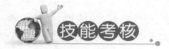

表 3 – 3   口服液技能考核评分标准

岗位：口服液灌封

考核内容	技能要求	分值	实得分
准备工作	按更衣规程更衣	10	
	进入灌封间后，检查上批清场情况，检查设备、管道、接头、电源、水源、气源、放水阀	10	
	填挂标识牌（正在生产，设备正在运行）	10	
生产操作	设备调试	10	
	打开总电源—打开机器电源—打开理瓶系统开关—开传送带开关—打开理盖系统压盖系统—打开转盘（屏幕、调速）	20	
	关机：理瓶系统关闭—震动关闭—转盘关闭—传送带关闭—恢复初始状态、关总电源	20	
清场	把灌装好的瓶子转移走，同时剔除不合格的	10	
	清设备、扫地、拖地	5	
	关闭水电气门	5	
合计		100	

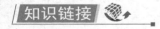

口服液概述

定义：口服液系指合剂以单剂量包装者，是在汤剂、注射剂基础上发展起来的新剂型。口服液吸收了中药注射剂的工艺特点，是将汤剂进一步精制、浓缩、灌封、灭菌而得到的。

优点：口服液具有服用剂量小、吸收较快、质量稳定、携带和服用方便、易保存等优点，尤其适合工业化生产。

口服液制备方法

口服液的制备一般用煎煮法（方法同中药合剂）。先将煎液适当浓缩后加入一定比例的乙醇，以沉淀水溶性杂质，或以醇提水沉法除去脂溶性杂质，然后加入适宜附加剂（常用的有矫味剂、抑菌剂、抗氧化剂、着色剂等），溶解混匀，滤过澄清，按注射剂工艺要求，灌封于安瓿或易拉盖瓶中，灭菌即得。

口服液的工艺要求

在《药品生产质量管理规范实施指南》中明确规定：口服液因药物性能不同，其制剂工艺及生产环境的洁净级别也不同，可分为非最终灭菌口服液和最终灭菌口服液。

非最终灭菌口服液体药品的暴露工序洁净度为 10 万级。

最终灭菌口服液体药品的暴露工序洁净度为 30 万级。

在口服液制剂工艺要求下，其设备配置可有洗瓶机、隧道烘箱、灌轧机、铝盖消毒柜以及双扉灭菌柜等。其中：对洗瓶机来说，主要考虑到不溶性微粒的控制；对隧道烘箱来说，主要考虑到热分布试验和风口过滤效果；对灌轧机来说，主要考虑到灌装精度和轧盖效果；对双扉灭菌柜来说，主要考虑到热分布和热穿透试验。

设备：口服液灌封机（图 3－7）。

知识拓展

配料称量操作规程

1　准备

1.1　详细阅读产品生产指令和产品批配料记录的有关要求，按任务要求对所用物料的品名、规格、数量、批号、生产厂家、代码进行核查，确认有无上次生产遗留物，从仓库领取的物料，必须有质保部合格报告方可领取。

1.2　配料间经 QA 质监员检查清场合格，配制条件应符合生产条件要求。保持现场清洁卫生，所用器具应定点摆放。

1.3 检查配料所用的计量器具是否清洁；计量范围是否与称量量相符；每个计量器具上有无周检合格证，是否在规定的周检效期内。天平、电子秤在使用前应校正，并定期由计量部门专人校验，做好记录。

1.4　配料盛装容器、取料器具清洁，容器外无原有的任何标记，符合要求。

2　称量

2.1　准备工作完毕后，按主配方（或批记录中的配方量）对物料进行逐个核对、称量，一人称量，另一人复核。原辅料称量时，必须有两人在场操作，原辅料投料量的计算、称量及投料必须复核复检，操作人、复核人均应在原始记录上签名。

2.2　称量人要核对物料品名、批号、合格标记、物料的物理外观及是否在规定的期限内。确定与主配方一致无误后，打开包装，准确称量出批主配方规定的净重量，放于规定的包装中；填写标签，注明生产的品名、批号、批量、规格及称量的物料品名、批号、数量，由称量人签名，注明日期，贴于包装外；扎好包装口，详细填写记录。

2.3 复核人应对上述过程进行监督、复核。必须独立地确认物料经质保部门检验合格，原料的名称、代码、数量与主配方（批配料记录）一致无误，容器标签准确无误。完成上述复核后，并再次复核称量人填写的记录与配料过程准确无误，在复核人项下签名。

2.4 剩余的原辅料应封口贮存，在容器外注明品名、批号、日期、剩余量，放入备料间，换品种清场时填写退料单贴于包装桶上退至库房，物料进出应做好交接记录。

2.5 活性炭称量在配炭柜中进行，并将已称量好的活性炭加容器容量50%注射用水，搅拌均匀，然后送入配制室进行配制。

2.6 在称量或复核过程中，每个数值都必须与规定一致。如发现数值有差异，必须及时分析，并立即报告车间管理人员与QA质监员。执行偏差处理程序。

2.7 毒性、贵细药材的配料必须在QA质监员的监督下进行。其他类药料的配料过程无需QA质监员在场，QA质监员只需对配料记录进行检验。

3 结束

操作完毕应将设备、用具及工作场所打扫干净，并做好各项记录。每个品种结束后，应严格执行清场制度。

4 注意事项

4.1 在配料间同一时间内只能处理用于同一品种的同一批号的物料。

4.2 称量过程所用器具要每料一个，不得混用，以避免造成交叉污染。

4.3 物料存放应有专门地点并有明显标志。

注射剂车间的设计与生产管理

1. 注射剂生产车间按生产工艺及产品质量要求可分一般生产区、控制区、洁净区。

1.1 一般生产区指无空气洁净度要求的生产或辅助房间。

1.2 控制区指对空气洁净度或菌落数有一定要求的生产或辅助房间，一般定为 >10 万级或 10 万级。控制区要求温度 18 ~28℃，相对湿度 50% ~65%。

1.3 洁净区指有较高洁净度或菌落数要求的生产房间。一般规定为 1 万级或 100 级。洁净区要求温度 18 ~24℃，相对湿度 45% ~65%。亮度不应低于 300Lx，噪声不得超过 80 分贝。

2. 内部结构

2.1 室内墙壁要平直，无缝隙，无死角，无颗粒性物质脱落，内墙饰面材料可用环氧树脂漆，天棚呈弧形，易清洗，易消毒。

2.2 室内电气线路，抽气管道应全部嵌入夹墙内，墙壁与天棚及地板连接处，亦应砌成弧形，便于刷洗。

2.3 地板可用水磨石或环氧树脂涂面，光滑、平整、耐腐蚀。

2.4 100 级洁净室不宜设置地漏。要求较高的洁净室采用空调，不设计窗户。门要求光滑，关闭严密。开启方向朝洁净度高的房间，门框应无门槛。

注射剂的质量检查

1. 澄明度检查

白点多为原料或安瓿产生；纤维多半因环境污染所致；玻屑往往是由于割口灌封不当所造成。

我国对澄明度检查的要求：取供试品，在黑色背景、20W 照明荧光灯光源下，用目检视，应符合卫生部关于澄明度检查判断标准的规定。

国内生产的 BY－1 型澄明度检测仪可以用于澄明度检查，并可调节照度，使用方便。

2. 热原检查

热原检查目前各国药典法定的方法仍为家兔法。选用家兔做试验动物，是因为家兔对热原的反应和人是相同的。

鲎试验法：鉴于家兔法费时较长，操作繁琐，近年来发展了体外热原试验法即鲎试验法，其原理是利用鲎的变形细胞溶解物与内毒素之间的凝集反应。

3. 无菌检查

任何注射剂在灭菌操作完成后，必须抽出一定数量的样品进行无菌试验，以确保制品的灭菌质量。

通过无菌操作制备的成品更应注意无菌检查的结果。具体检查方法参看《中国药典》。

4. 降压物质检查

有些注射剂品种如生物制品要求检查降压物质，以猫为实验动物。

5. 其他检查

pH 检查、刺激性、过敏试验、抽针试验等。

模块四

药房药店实训

内容介绍

含医院门诊西药房处方调配、医院门诊中药房处方调配、医院住院药房药品调配、药店药品陈列技能、药店药品柜台销售技能等五个项目。

择业群体

适用于从事医院中、西药房及零售药店的择业群体。

目标要求

掌握医院门诊中、西药房处方调配的各个环节、具体的操作规范及相关基础知识。

掌握零售药店药品陈列的原则、方法和技能。

掌握零售药店销售的技能、环节及具体要求。

德育实践点

教育学生具有高度的团体合作意识、集体荣誉感和责任意识，在执行工作任务过程中要做到细心、认真、热情、耐心；爱护学校实训设备；强化善始善终理念。

项目一

医院门诊西药房处方调配

> **📖 项目介绍**
>
> 本项目是为医院门诊药房处方调配而开发的实训项目。适合于从事药房、药店工作的择业群体。
>
> **📖 实训要点**
>
> 处方调配工作过程的具体操作规范及要求。
>
> **📖 技能要求**
>
> 掌握处方调配过程中各环节的具体步骤和要求，并能在实践环节中准确践行。

技能训练一　实训导入

[目标]

1. 掌握处方的基本知识。

2. 掌握医院门诊西药房处方调配的程序及内容。

[思考]

1. 根据生活经验，说说"处方"是什么样的一种文书？有什么作用？

2. 说一说医院门诊药房人员在进行处方调配工作过程中会涉及到哪几个环节？这几个环节中你认为最重要的是哪一个？每个环节是否有严格的操作规程和要求？

一、处方

1. 定义　指由注册的执业医师和执业助理医师在诊疗活动中为患者开具的，由药学专业技术人员审核、调配、核对，并作为发药凭证的医疗用药的医疗文书。处方模式图见图 1 – 1。

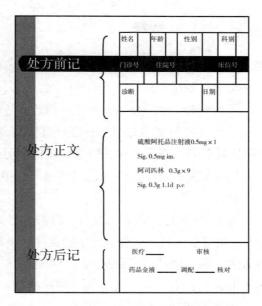

图 1-1　处方模式图

2. 特点　法律性；技术性；经济性。

3. 分类　法定处方；医师处方；协定处方。

4. 组成　前记、正文、后记，见图 1-2（a）、1-2（b））。

5. 颜色

（1）白色——普通处方；第二类精神药品处方，右上角标注"精二"。

（2）淡黄色——急诊处方；右上角标注"急诊"字样。

（3）淡绿色——儿科处方；右上角标注"儿科"字样。

（4）淡红色——麻醉药品和第一类精神药品处方；右上角标注"麻"、"精一"字样。

XXXX 医院处方笺
No 001234567
医保、离休证号：_____　　_____年__月__日
姓名：____ 性别：__ 年龄：__ 科别__
门诊/住院号：____床号：____诊断：__
R:
医师：_____
费用：____医保自费：_____审核：____
调配：____复核：____发药：____

图 1-2（a）　处方样式

XXXX 医院处方笺
No 001234567
__年__月__日
姓名：____ 性别：__ 年龄：__ 科别__
门诊/住院号：____床号：____诊断：____
R:
医师：_____
费用：____医保自费：_____审核：____
调配：____复核：____发药：____

图 1-2（b）　处方样式

二、处方书写要点

1. 处方记载的患者一般情况、临床诊断应清晰、完整，并与病历记载相一致。

2. 每张处方只限于一名患者的用药。

3. 处方字迹应清楚，不得涂改。如有修改，必须在修改处签名并注明修改日期。

4. 药品名称应当使用规范的中英文名称书写；医疗机构或者医师、药师不得自行编制药品缩写名称或使用代号；书写药品名称、剂量、规格、用法、用量要准确规范，药品用法可以用规范的中文、英文、拉丁文或者缩写体书写，但不得使用"遵医嘱"、"自用"等含糊不清的字句等。

5. 年龄必须写十足年龄，新生儿、婴幼儿写日、月龄，必要时注明体重。西药、中成药可以分别开具处方，也可以开具一张处方。中药饮片应单独开具处方。

6. 化学药、中成药处方，每一种药品须另起一行，每张处方不得超过 5 种药品。

7. 中药饮片处方的书写，可按君、臣、佐、使的顺序排列；药物调剂、煎煮的特殊要求注明在药品右上方，并加括号，如布包、先煎、后下等；对饮片的产地、炮制有特殊要求的，应在药名之前写明。

8. 一般应按照药品说明书中的常用剂量使用，特殊情况需超剂量使用时，应注明原因并再次签名。

9. 为便于药学专业技术人员审核处方，医师开具处方时除特殊情况外，必须注明临床诊断。

10. 开具处方后的空白处应画一斜线，以示处方完毕。

11. 处方医师的签名式样和专用签章必须与在药学部门留样备查的式样一致，不得任意改动，否则应重新登记留样备案。

12. 医师开具处方应当使用经国家食品药品监督管理部门批准并公布的药品通用名称、新活性化合物的专利药名和复方制剂药品名称开具处方。

13. 药品剂量与数量一律用阿拉伯数字书写。

14. 处方一般不得超过 7 日用量；急诊处方一般不得超过 3 日用量；对于某些慢性病、老年病或特殊情况，处方用量可适当延长，但医师必须注明理由。

15. 麻醉处方、精神药品、医疗用毒性药品、放射性药品的处方用量应当严格执行国家有关规定。开具麻醉药品处方时，应有病历记录。

三、处方调配

处方调配：是指药房调剂人员，按医师处方要求进行调配发药的过程。

调配处方的程序：收方 → 划价 → 调配 → 核查 → 发药，见图 1 - 3。按顺序进行，前一环节没完成不得进入下一环节。

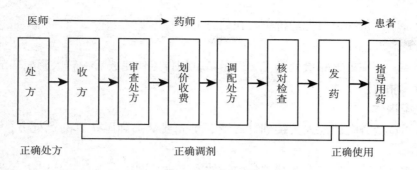

图 1 - 3　调配处方的程序

（1）收方：从患者或病房护理人员处接受处方并进行审核的过程。

（2）划价：是指药剂人员根据处方所列药品的数量，计算药品价格，标明在处方上的过程。

（3）调配：按照医师处方进行配药的过程称为调配。按处方调配药剂或取出药品。

（4）审核：处方药品调配完成后，由非调配处方的药学人员进行核对。

（5）发药：解释、交代。

（一）收方

要求从事收方的药剂人员要有较全面的药学知识与技能。收方的核心是审核处方。
审核的主要内容：

1. 资质审核

2. 形式审核

（1）处方前记是否规范。

（2）处方后记是否规范。

（3）处方权限是否正确。

（4）处方正文书写是否规范。

3. 处方用药是否合理

（1）处方用药是否与临床诊断相符合。

（2）药品用量是否正确。

（3）药品的用药时间及用药间隔时间是否合理。

（4）必须做皮试药物是否注明并作出判断。

（5）给药途径是否恰当。

（6）是否有重复给药的现象。

（7）是否有配伍禁忌和相互作用。

（8）注意特殊管理药品。

（二）划价

划价时要按处方所列药品顺序依次计算价格，不得颠倒，以免出现差错。

划价的主要内容包括以下方面：

1. 计算药价　药价 = $\sum$（药品单价 × 药品数量）。

2. 打印药品清单。

3. 记价　划价人员要把药价填写在处方上。

4. 收费。

5. 签字　要在处方相应处签字，以示负责划价工作完成后，转入调配环节。

（三）调配

1. 调配操作

（1）阅览处方。调配人员接到处方后，首先要从头到尾认真阅览处方，无误后方可进行调配。

（2）按序调配。调配时要精神集中，按次序进行调配，以免药品混淆，造成差错。

（3）查看药品批准文号。调配每一种药品前，先检查该药的批准文号。批准文号的格式见附录中的表1。

（4）查看药品有效期。调配中应注意药品的有效期。有效期的表示方法见附录中的表2。

（5）对处方所列药品不得擅自更改或者代用。调配药品必须与处方所列药品完全相同，包括商品名。

（6）写明病人的姓名、用法、用量。负责调配的药师要按处方要求，在所调配的药品包装上写明病人的姓名、用法、用量。

（7）签字。确认无误后，调配人员在处方相应处签字。

2. 四查十对　《处方管理办法》中明确提出，在调剂处方过程中必须做到"四查十对"。具体内容是：

（1）查处方，对科别、姓名、年龄。

（2）查药品，对药名、剂型、规格、数量。

（3）查配伍禁忌，对药品性状、用法用量。

（4）查用药合理性，对临床诊断。

调配工作完成后，转入核对环节。

（四）核查

《药品管理法》规定：医疗机构的药剂人员调配处方，必须经过核对。处方药品调配完成后，由非调配处方的药学人员进行核对。

核对工作完成后转入发药环节。

（五）发药

发药是处方调配的最后环节，要使差错不出门，必须把好这一关。发药操作步骤如下：

1. 核对患者姓名。

2. 逐个发药，详细说明。不准将所有药品一起交给患者，不准不向患者说明药品的用法、用量及注意事项。

3. 提供咨询服务。发药时要更多地为患者提供用药咨询服务。

4. 做好药品不良反应登记报告工作。对患者反映出的用药不良反应，应及时收集记录，做好登记报告工作。

5. 主动了解患者的用药史，避免出现意外。

6. 询问病史，阅读病历。

7. 签字。发药完成后，发药人要在处方相应处签名，以示负责。签名要签全名，不准只签姓或名。

处方调配工作完成后进入处方统计程序。

四、处方统计

1. 知识链接　处方统计内容包括处方数量、处方金额和统计药品数量。

2. 统计内容　包括：统计 → 登记 → 封装处方 → 签字。

（1）统计：统计数字要准确无误。

①计算出当天调配的处方数量。

②计算出当天调配的处方金额。

③计算出当天调配的统计药品数量。统计药品包括：麻醉药品、精神药品、毒性药品、贵重药品。

（2）登记：把统计数字记入相应表格、账册的过程称为登记。

①把当日处方数量、处方金额填写在处方封面的相应处。处方统计封面样式举例见图1-4。

②把当日发出的贵重药品数量登记到"统计药品日消耗统计表"上。

③把当日发出的麻醉药品、精神药品、毒性药品的数量按特殊药品管理办法规定，专册登记。

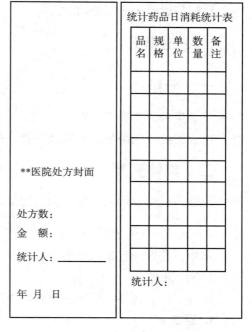

④把当日发出的"统计药品"分别登记"药品明细账"，及时销账。核对账、物是否相符。

⑤登记统计药品时，在"统计药品日消耗统计表"的空白处应划一斜线，以示书写完毕。

（3）封装处方：把调配的处方进行整理、加封面装订的过程称为封装处方。

①把当天已调配的处方叠放在一起，整理整齐。

②用处方封面把叠放整齐的处方封装好。

③放入规定的地方保管。

（4）签字：处方统计人员要在"处方封面"和"统计药品日消耗统计表"相应处签字，以示负责。

处方统计工作完成后工作结束。

图1-4　处方统计表

技能训练二　医院门诊西药房处方调配实训

［目标］

1. 在实训中正确执行门诊西药房处方调配的各个环节。

2. 掌握处方调配过程中实践操作要点、技能和操作标准。

【实施场所】

模拟门诊药房实训基地。

【实施过程】

一、分组

将学生分成 8 个组，每组 6~7 名同学，每个组选出一位小组长，并由小组长将任务角色分解给每位组员，并实施监督、指导。

二、具体实施

门诊药房处方调配工作过程应包括以下四个环节：

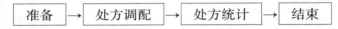

其中，处方调配是最重要的部分。

（一）准备

准备工作应包括：更衣→佩戴工作牌→交接班→进岗。

1. 更衣

（1）知识链接：在更衣室更换工作服、工作帽的过程称为更衣。

（2）更衣操作过程

① 进入更衣室（或生活间）更换工作服，带好工作帽。

② 换下的衣、帽放入指定地方。

③ 对镜自检，衣帽整洁。

（3）更衣实施标准

① 工作服、工作帽要清洁，不得有脏污不洁现象。

② 工作服、工作帽不得破损、开裂，纽扣不得缺失。

③ 穿戴要整洁、规范。不准衣领不整、帽子不正。

2. 佩戴工作牌

实施标准：按医院要求正确佩戴工作牌。

3. 进岗

（1）知识链接：药剂人员穿戴完毕后，从生活区进入调配室各自工作岗位（值班人员接班后进入工作岗位）的过程称之为进岗。

（2）进岗实施标准："三不准"。

①不准撤离岗位：药剂人员进入工作岗位后，要坚守工作岗位，不得擅离职守。

②不准在调配室接待客人：药剂人员不准在调配室接待客人。

③不准边工作边聊天：药剂人员不准边工作边聊天，以免因精神不集中而发生差错。

（二）处方调配

1. 执行要求

（1）熟知每个环节的执行内容，规范要求，注意事项和执行标准。

（2）五个环节均应严格按"实施内容"与"实施标准"规范执行。

（3）实训过程中，可以互换角色，使每位同学都能体验不同环节角色的任务要领、执行内容及执行标准。

2. 执行内容及执行标准

（1）收方的实施标准

1）处方前记：包括患者姓名、性别、年龄、日期、科别、临床诊断等项目，医师填写要完整无缺，规范正确，字迹清楚。否则不予调配，应退还处方医师更正。

审核要点：

①患者姓名要填写全名，必须是患者的真实姓名。不准写张氏、李氏等简写、缩写。

②性别项医师必须填写，否则，对妇女用药的特殊性（妊娠、哺乳期、月经期等）往往被忽略，容易导致不良后果。

③年龄要写实足年龄，不准写"成人"、"成"、"小儿"、"老人"等模糊年龄。特别是婴幼儿要写实足月龄、日龄。需要时要注明婴幼儿体重，以便于药师审方。

④处方当日有效，超过期限须经医师更改日期，重新签字方可调配。

⑤除特殊情况外必须注明临床诊断，以便于药学专业技术人员审核处方。

2）处方后记：处方医师签字要完整，不准只签姓或名，签字式样要与药房的医师签字留样一致，字迹清楚。否则不予调配，应退还处方医师更正。

审核要点：

①开写处方的医师必须是在本医院注册，并已取得处方权的医师。

②处方医师的签名和专用签章必须与在药学部门留样的样式相一致。

3）处方权限

审核要点：

①医师必须在本人处方权限内开写药品。

②医师不得为本人或家属开具处方。

③每张处方只限开一名患者所需的药品。

4）处方书写：处方书写必须规范，否则为不合格处方，不予调配。

审核要点：

①处方必须用钢笔、不褪色的碳素笔或毛笔书写。

②处方不得涂改，否则须在涂改处重新签字，药师方可调配。

③西药、中成药处方每一种药品须另起一行。

④每张处方不得超过五种药品。

⑤开具处方的空白处应划一斜线，以示处方完毕。

⑥药品名称的书写要正确。处方中药品名称用中文或英文书写，不准任意缩写或用代号。药品名称一般以《中华人民共和国药典》和国家药典委员会颁发的《中国药品通用名称》或经国家批准的专利药品名为准。上述资料未收载的药品可用通用名或商品名。药名简写或缩写必须为国内通用写法。

⑦处方上药品数量一律用阿拉伯数字书写。剂量应当使用规定的公制单位。药品剂量单位书写要规范。片剂、丸剂、胶囊剂、冲剂分别以片、粒、袋为单位；溶液剂以支、瓶为单位；软膏以支、盒为单位；注射剂以支、瓶为单位，并注明含量；饮片以剂或付为单位。用法与用量一般用中文或外文缩写表示。药品规格书写不得含糊。药品规格要与所开药品的药品说明书一致。有时处方中开写"××药一盒，每日×次，每次×片"。没有规格，药剂人员不能配发，因为一种药品有时会有不同的剂型、规格和包装。发现这种情况必须让医师修改处方。

5）处方用药：处方用药要安全、合理。

审核要点：

①药品用量是否正确。用药剂量应根据病人的年龄、性别、病人的生理状态、病人的病理状态进行调整。药品的用药时间及用药间隔时间要合理。

②处方中药品是否需要皮内敏感性试验（皮试）。如果皮试阳性，需让医师改用其他药品；如果皮试阴性，必须在处方上注明"皮试阴性"，同时写明皮试所用药品的批号，方可收方。

③给药途径是否恰当。药师要熟悉各种药品的给药途径，以便根据病情和治疗目的做出正确选择。

④配伍禁忌和相互作用。

⑤对特殊管理药品，按相关管理办法执行。

⑥处方用药必须与临床诊断相符合。

⑦对处方中短缺的药品，建议医师使用其他代用品。对处方所列药品不得擅自更改或者代用，只能建议医师更改。

⑧是否有重复给药现象。

收方审核工作完成后转入划价环节。

（2）划价的实施标准：划价时要按处方所列药品顺序依次计算价格，不得颠倒，以免出现差错。

①划价要正确。

②书写要清楚。

③熟悉处方中常用的外文缩写。药师，要熟悉处方和药品说明书中常见外文缩写字的含义。常用外文缩写见附录中的表3。

④操作电脑要规范，要严格执行操作规程。

⑤签字要签全名，不准只签姓或名。

划价工作完成后，转入调配环节。

（3）调配的实施标准

① 严格遵守处方调配规则，正确调配。

② 调配处方时应做到"四查十对"。

③ 签字要签全名，不准只签姓或名。

调配工作完成后，转入核对环节。

（4）核查的实施标准

①再次全面审核一遍处方内容（包括药价）。

②逐个核对处方与调配的药品、规格、剂量、用法、用量是否一致。

③逐个检查药品外观质量是否合格。

④核查无误，核对人员在处方相应处签字，以示负责。

核对工作完成后转入发药环节。

（5）发药的实施标准：发药是处方调配的最后环节，要使差错不出门，必须把好这一关。

处方调配工作完成后进入处方统计程序。

（三）处方统计

1. 统计的实施标准　统计数字要准确无误。

2. 登记的实施标准　统计数字准确，登记正确规范。

3. 封装处方的实施标准　处方封装整齐、规范。

4. 签字的实施标准

①签字位置正确。

②签字要签全名，不能只签姓或名。

处方统计工作完成后工作结束。

（四）结束

1. 工作内容　按规定清洁卫生，到生活间更换下工作服、工作帽，结束工作。

2. 实施标准

（1）按药房有关规定清洁卫生。

（2）更换下的工作服、工作帽放到规定的地方。

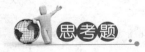

1. 门诊药房处方调配工作过程包括哪几个程序？

2. 处方调配程序分为哪几个环节？

3. 调配人员对处方中没有的药品能否用成分相同而商品名不同的其他药品代替？

附录：相关表格

表 1　药品批准文号的格式

批准文号的格式：国药准字 + 1 位字母 + 8 位数字。例：国药准字 H14023036。

1 位字母使用：化学药品使用字母 "H"；中药使用字母 "Z"；保健食品使用字母 "B"；生物制品使用字母 "S"；体外化学诊断试剂使用字母 "T"；药用辅料使用字母 "F"；进口分装药品使用字母 "J"。

8 位数字的含义：数字第 1、2 位为原批准文号来源代码；第 3、4 位为换发批准文号之公元年号的后 2 位数，第 5 ~ 8 位为顺序号。

表 2　药品有效期的表示方法

我国药品有效期的表示方法：

1. 按年月顺序：有效期至 × 年 × 月。如：有效期至 2001 年 09 月

2. 用数字表示。如：有效期至 2001.09；2001/09；2001 – 09。年份用 4 位数表示，月份用 2 位数表示（1 ~ 9 月前加 0）。

进口药品有效期的表示方法（英文）：

1. Expiry date：Jan 2008；即失效日期：2008 年 1 月

2. Exp. date：Jan 2008；即失效日期：2008 年 1 月

3. Expiration date：Nov 2006；即失效日期：2006 年 11 月

4. Expiration date：Nov. 20，2006；即失效日期：2006 年 11 月 20 日

5. Expiry：June 21/07；即失效日期：07 年 6 月 21 日

6. Use before：Jan.，2007；即 2007 年 1 月以前使用

7. Use by 2008.6；即 2008 年 6 月失效（使用至 2008 年 5 月 31 日）

表 3　常用的外文缩写

英文缩写	中文表达
a. m	上午
p. m	下午
h	小时
h. s	临睡时
a. c	饭前
p. c	饭后
b. i. d	每日 2 次
t. i. d	每日 3 次
q. i. d	每日 4 次
q. d	每天 1 次
q. h	每时（例：q.6.h，每 6 小时 1 次）
q. n	每晚
s. t	立即
i. m	肌内注射
i. v	静脉注射
p. o	口服
gtt	滴
U	单位

医院门诊中药房处方调配

项目介绍

本项目是为中药房药品调配开设的实训项目，适合于从事药房药店工作的择业群体。

实训要点

1. 中药饮片处方调配工作过程的具体的操作规范及要求。
2. 比较中药饮片和西药调配的异同点。

技能要求

掌握中药房处方调配过程中各工序的具体步骤和要求，掌握中药调配过程中戥称等器具物品的使用，并能在实践环节中准确执行。

技能训练一 实训导入

[目标]
1. 掌握中药饮品、中成药及西药处方调配的区别。
2. 掌握戥称的使用和中药饮片的配伍禁忌。

[思考]
1. 回忆在我们的生活中是否接触过中药饮品？在门诊中药房对中药进行调配大体有几个工序和环节？
2. 在这些工序和环节中你认为最重要的是哪一个？
3. 对比西药和中药的处方调配，有何异同之处？

医院门诊中药房处方调配包括中成药处方调配和中药饮片调配。中成药处方调配与西药处方调配基本相同，故本项目只讲述中药饮片调配技能。

一、中药饮片定义

中药饮片是指根据调配或制剂的需要，对经产地加工的净药材进一步切制、炮炙而成的成品，可直接用于中医临床。

二、戥秤

1. 类型及称量范围 调配中药处方常用的戥称有大小两种，大的主要用于调配一般饮片药物处方，其称量范围在 1～500g 之间，小的主要用于调配一些细料贵重药和毒性中药处方，称量范围在 200mg～50g 之间。

2. 使用方法

（1）左手持秤，用左手母指和食指捏持毫绳，一般戥秤上有两个毫绳，分别称为头毫和二毫。靠近秤盘一端的为头毫，远离秤盘端的为二毫。二毫的称量范围比头毫大。

（2）根据称量药品的重量选择持头毫或二毫。秤杆平放在左手中指端和虎口合谷穴之上，秤杆头朝左，秤杆梢朝右，左手掌悬放于称杆头之上，必要时可阻止秤杆挑头，以防挑头时秤砣滑落。将砣绳放于称杆相应处。用右手母指、食指和中指抓药。切记秤砣在任何时候都不要离开秤杆，防止秤砣连同药物一起被包裹在药包内或混杂在药斗中而丢失。

3. 称量误差范围 调配处方时应严格执行操作规程，配方前应检查戥称是否准确，调剂称量误差总重不得超过 ±3%，帖重不得超过 ±5%。

4. 计量单位换算

（1）一两≈30g

（2）一钱≈3g

（3）一分≈0.3g

（4）一厘≈0.03g

三、配伍禁忌

1. 定义 配伍禁忌是指两种以上药物混合使用或药物制成制剂时，发生毒副作用或减低疗效等后果的用药禁忌。

2. 知识链接 中药配伍禁忌主要是审查"十八反"（表2-1）、"十九畏"（表2-2）和妊娠禁忌（表2-3）。

表2-1 中药"十八反"

药物	配伍禁忌	
乌头	半夏、瓜蒌、贝母、白蔹、白及	十八反歌
甘草	海藻、大戟、甘遂、芫花	本草明言十八反，半蒌贝蔹及攻乌，
藜芦	人参、沙参、丹参、玄参、苦参、细辛、芍药	藻戟遂芫具战草，诸参辛芍叛藜芦。

表2-2 中药"十九畏"

药物	配伍禁忌	
硫磺	朴硝	十九畏歌
水银	砒霜	硫磺原是火中精，朴硝一见便相争，
狼毒	密陀僧	水银莫与砒霜见，狼毒最怕密陀僧，
巴豆	牵牛	巴豆性烈最为上，偏与牵牛不顺情，
丁香	郁金	丁香莫与郁金见，牙硝难合京三棱，
牙硝	三棱	川乌草乌不顺犀，人参最怕五灵脂，
犀角	川乌、草乌	官桂最能调冷气，若逢石脂便相欺。
人参	五灵脂	
肉桂	石脂	

表2-3 妊娠期慎用的中药

通经活血药	桃仁、红花、大黄、赤芍、槐花、乳香、没药、凌霄花、五灵脂、苏木、王不留行
行气破血药	枳实、厚朴、青皮、槟榔
辛热温燥药	附子、乌头、干姜、肉桂、吴萸、半夏、南星

表2-4 需特殊煎煮的常用中药

煎煮或服用要求	常用中药	原因
先煎	矿石类：生石膏、磁石、赤石脂、代赭石、阳起石、自然铜、生龙骨等 动物甲壳类：石决明、牡蛎、珍珠母、龟板、鳖甲、蛤壳、瓦楞子等 药物性烈者：附子、川乌、草乌、雷公藤等	①矿石类和甲壳类药物质地坚硬，有效成分难以溶出延长煎煮时间以利于有效成分的溶出 ②烈性药物一般有一定的毒性，延长煎煮时间以降低毒性
后下	薄荷、藿香、佩兰、砂仁、蔻仁、大黄、钩藤等	药物含有挥发油或久煎易破坏的成分，药效降低
包煎	旋复花、辛荑花、枇杷叶、石韦、车前子、葶苈子、青黛、蒲黄、马勃、海金沙、血余碳	①质地轻松，易浮于药液表面，药液沸腾时而随药液外溢 ②药物表面长有绒毛，煎煮后绒毛易混悬于药液中，刺激喉部不利服用 ③有的含有较多的黏液汁，煎煮时易成糊状，影响煎煮
单煎（另煎）	人参、西洋参、高丽参、银耳、燕窝	参类及高级补养品，以防损耗
烊化	阿胶、鹿胶、龟板胶、鳖甲胶、蜂蜜、饴糖等	药物易烊化或沉底，易被煮焦
沸水泡服	胖大海、番泻叶、大黄、菊花、玫瑰花、绿萼花、代代花等	药物有效成分易于溶出，不需煎煮或煎煮易使有效成分破坏
冲服	珍珠粉、羚羊角粉、猴枣粉、血竭、牛黄、三七粉、芒硝等	珍贵细料，不宜入煎，或粉末类药物不便入煎

四、中药饮片处方调配程序

中药饮片处方调配程序包括：收方 → 划价 → 调配 → 核查 → 包装 → 发药。按顺序进行，前一环节没完成不得进入下一环节。

技能训练二 医院门诊中药房处方调配实训

[目标]

1. 在实训中正确执行门诊中药房处方调配的各个环节。
2. 掌握处方调配过程中实践操作要点、技能和操作标准。

[思考]

1. 中、西药品调配不同之处在哪里？
2. 中药处方调配更应关注哪些方面？

【实施场所】

模拟门诊中药房实训基地。

【实施过程】

一、分组

将学生分成 8 个组，每组 6~7 名同学，每个组选出一位小组长，由小组长将任务角色分解给每位组员，并实施监督、指导。

二、具体实施

门诊中药房处方调配工作过程应包括以下四个工序：

$$\boxed{\text{准备}} \rightarrow \boxed{\text{处方调配}} \rightarrow \boxed{\text{处方统计}} \rightarrow \boxed{\text{结束}}$$

每个工序都有具体的操作规范和要求，要严格遵守和执行。其中，处方调配是最重要的部分。

（一）准备

具体内容同本模块"项目一"。

（二）处方调配

★执行要求

1. 熟知每个环节的执行内容，规范要求，注意事项和执行标准；
2. 六个环节均应严格按"实施内容"与"实施标准"规范执行；
3. 实训过程中，可以互换角色，使每位同学都能体验不同环节角色的任务要领、执行内容及执行标准。

★ 执行内容及执行标准

1. 收方　收方的核心是审核处方。

（1）审核的主要内容，见本模块"项目一"。

（2）实施标准

1）处方前记：见本模块"项目一"。

2）处方后记：见本模块"项目一"。

3）处方权限：见本模块"项目一"。

4）处方书写：其他内容见本模块"项目一"。

① 中药饮片要分别开具处方。

② 中成药处方每一种药品须另起一行，每张处方不得超过五种药品。中药饮片处方的书写可按君、臣、佐、使的顺序书写。对中药饮片调配、煎煮有特殊要求的要注明在药名之后上方，并加括号。如：包煎、先煎、后下等。对药物产地、炮制有特殊要求的要在药名之前写出。

③ 中药饮片名称书写要规范。不得有错字、别字、自造简化字，凡不规范药名要退回处方医师更正。

④ 处方上药品数量与剂量单位书写要规范。数量一律用阿拉伯数字书写。剂量应当使用规定的公制单位。饮片以剂或付为单位。

5）处方用药是否合理

① 处方限量。处方用药限量应符合有关规定，特别是毒性中药的剂量要严格审核。

② 药物配伍禁忌和不合理用药的审核。

其他内容见本模块"项目一"。

收方完成以后转入划价环节。

2. 划价

（1）药价的计算：药价 = Σ（药品单价 × 单剂药品数量）×剂数。

（2）计算举例

R：麻黄 10g，桂枝 10g，杏仁 10g，甘草 10。3 付。

（设：麻黄：0.2 元/10g；桂枝 0.3 元/10g；杏仁：0.4 元/10g；甘草：0.5 元/10g）。

药价 =（0.2 ×1 +0.3 ×1 +0.4 ×1 +0.5 ×1）×3 =4.2 元。

其他内容见本模块"项目一"。

3. 调配　中药饮片调配分为阅览处方→摆称量盘→称量三个步骤。

（1）摆称量盘：就是按处方所开中药剂数将相应数量的称量盘（或包装纸及其他平展容器）分放在调剂台上。如果是铺包装纸，要求按序摆放，不能重叠。

（2）称量：就是按照处方用戥秤称取中药饮片的过程。称量时精神要集中，称量要准确，以免发生错误。

注意事项：称量时要做到一味一剂一秤。每张中药处方可能开具几付，称量时要求准确无误地称取每一味药物，不可以手代秤或一秤多剂，估计分包，"天女散花"。应做到每秤只称量一味中药一剂的剂量。也可以一次称几付的总量，然后用减量法准确均分。称好后放置在已摆好的称量盘中。

（3）每味中药称好后在称量盘中要单独放置，按顺序放置，不能混放在一起，以便于核对。

（4）需特殊煎煮的中药（如包煎、另煎、先煎、后下）应单独包，并在小包上注明。

（5）需临时处理的药物要按规定做好临时处理。如多数果实、种子类中药用时要捣碎。医师处方中一般不单独注明，这是常规。

（6）称量时要按次序进行。要按处方所开药品的顺序逐一称量，不得颠倒。一张处方未调配结束前不得收第二张处方，以免药品混淆，造成差错。

（7）对处方所列药品不得擅自更改或者代用。调配处方时必须与处方所列药品完全相同。不得擅自用性味、功能相似的其他中药代用。

（8）签字。确认无误后，调配人员签字。

调配完成后，转入核对环节。

4. 核对　见本模块"项目一"。

5. 包装　是指将调配好并已核对过的中药按剂分别装入中药袋中（或用包装纸包装）的过程。需单包的中药，在小包上注明用法，一并装入中药袋中。包装好后，要在包装上写明病人的姓名、用法包装工作完成后转入发药环节。

6. 发药　见本模块"项目一"。

（三）处方统计

见本模块"项目一"。

（四）结束

见本模块"项目一"。

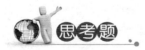

请在本实训的实训报告上对门诊西药房和门诊中药房处方调配的流程、环节、要求、标准等内容进行比较，并指出其异同之处。

项目三

医院住院药房药品调配

📖 项目介绍

　　本项目是为住院药房药品调配而设计的专业实训，适合于从事药房药店工作的择业群体。

📖 实训要点

　　1. 处方调配工作具体过程。
　　2. 与门诊西药房处方调配异同。

📖 技能要求

　　掌握住院药房处方调配过程中各工序的具体步骤和要求，掌握住院药房和门诊药房处方调配过程中的异同点，并能在实践环节中准确执行。

技能训练一　实训导入

[目标]
1. 掌握医嘱的概念。
2. 掌握住院药房处方调配的程序并将其与门诊西药房处方调配进行比较。

[思考]
1. 住院药房和门诊西药房的处方调配具体有哪些不同，为什么？
2. 通过处方调配知识的学习和实践，你有什么收获？

一、概述

1. 医嘱　是指医师在医疗活动中根据病人病情和治疗的需要下达的对病人在饮食、用药、化验等方面的指示。

　　医师为住院病人开具处方除临时用药外，一般不用处方笺，而是用医嘱开具。住院药房药品调配有处方调配和按医嘱摆药（根据医师医嘱调配药品）两种情况，以按医嘱摆药为主。

2. 分类 医师医嘱有长期医嘱和临时医嘱两种。

（1）临时医嘱：一次性用药的医嘱为临时医嘱。其记录单见图 3－1。

（2）长期医嘱：只有用药起始时间，没有规定停药日期的医嘱为长期医嘱。要每天按此医嘱调配发药，直到有停药医嘱为止。其记录单见图 3－2。

医师医嘱、处方笺都是由护士送达住院药房，调配好的药品直接发给护士，而不是病人，所以说，住院药房的直接服务对象是护士而不是病人，这一点与门诊药房不同。

临时医嘱记录单

姓名＿＿ 年龄＿＿ 科别＿＿ 病室＿＿ 床号＿＿ 住院号＿＿

月日时分	处方者	临时医嘱	执行者	执行时间

第　　　页

图 3－1　临时医嘱记录单

长期医嘱单　　住院号＿＿

姓名＿＿＿ 性别＿＿ 年龄＿＿ 科别＿＿ 床号＿＿

开						始	取		消	
日/月	时间	医　嘱	途径	用法	签名		日/月	时间	签名	
					医师	护士			医师	护士

图 3－2　长期医嘱记录单

3. 摆药卡和针剂单 摆药卡中的药品为口服药品；针剂单中的药品为注射剂药品。摆药卡示意图见图 3－3。

4. 服药杯 按照摆药卡将调配药品放入服药杯中，每一次服用的所有药品放入一个服药杯中，每日服药几次就需要摆几个服药杯，一般按早、中、晚顺序从上至下将服药杯按序扣放在一起。

服药杯是可以联扣在起的，放在最上面的服药杯用服药杯盖子扣好，第二个服药杯可以接扣在第一个服药杯下面，（把第一服药杯作为盖子），以次类推。见图 3－4。

摆药卡

病区＿＿ 姓名＿＿ 性别＿＿ 床号＿＿

R:

审核：　调配：　核对：　发药：

图 3－3　摆药卡

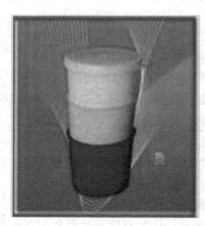

图 3－4　服药杯

二、住院药房药品调配程序

住院药房药品调配的程序分为：处理医嘱 → 划价 → 调配 → 核查 → 发药五个环节。按顺序进行，前一环节没完成不得进入下一环节。

技能训练二　医院住院药房药品调配实训

[**目标**]

1. 在实训中正确执行住院药房处方调配的各个环节。
2. 掌握药品调配过程中实践操作要点、技能和操作标准。
3. 关注住院药房药品调配和门诊西药房处方调配的异同。

【**实施场所**】

模拟医院住院药房实训基地。

【**实施过程**】

一、分组

将学生分成 8 个组，每组 6 ~ 7 名同学，每个组选出一位小组长，由小组长将任务角色分解给每位组员，并实施监督、指导。

二、具体实施

门诊药房处方调配工作过程应包括以下五个环节：

准备 → 药品调配 → 处方统计 → 交接班 → 结束

其中，药品调配是最重要的环节。

（一）准备

1. 准备工作　包括更衣（穿工作服、戴工作帽）、佩戴工作牌、交接班（为什么要进行交接班?）、进岗，其中更衣、佩戴工作牌具体内容同本模块"项目一"。

2. 交接班　当日值班的药剂人员，穿戴完毕后，从生活区进入调配室与前班药剂人员进行交接班。调剂室 24 小时工作的连续性，决定了交接班制度的重要性。

（1）交接的主要内容

① 清点麻醉药品、一类精神药品及贵重药品处方，核对数量。

② 新增（减）药品的品种。

③ 本班药价变化。

④ 药品供应等情况。

⑤ 本班未完成需下班继续完成的工作。

⑥ 认真填写交接班记录本，双方交接事项完成后，由交、接双方签字。

（2）实施标准

①以上内容按顺序交接清楚。

②交、接双方无异意，双方均签字确认。

3. 进岗

（1）进岗操作

① 药剂人员穿戴完毕后，从生活区进入调配室各自工作岗位（值班人员接班后进入工作岗位），待命。

② 处理医嘱人员打开电脑，按操作规程进入接收医嘱程序。接收病区医嘱。

（2）实施标准

① 不准在调配室接待客人。有客人来访，可在安排好工作后到生活间接待。

② 不得边工作边聊天，以免因精神不集中而发生差错。

③ 操作电脑要规范；严格遵守操作规程。

（二）药品调配

★执行要求

1. 熟知每个环节的执行内容，规范要求，注意事项和执行标准。

2. 五个环节均应严格按"实施内容"与"实施标准"规范执行。

3. 实训过程中，可以互换角色，使每位同学都能体验不同环节角色的任务要领、执行内容及执行标准。

★执行内容及执行标准

1. 处理医嘱 是指调剂人员对医师医嘱中用药内容进行审核并打印摆药卡（单）、针剂单的过程。

处理医嘱是整个调配工作的第一个环节，分为审核 → 打印摆药卡、针剂单 → 签名三个程序。处理医嘱的核心是审核用药是否合理。

（1）审核：见本模块"项目一"。

（2）打印摆药卡和针剂单

1）操作内容

① 手工填写的方法为：将长期医嘱中口服用药（主要是片剂、胶囊剂，其他口服药物多开临时医嘱或处方）转抄在摆药卡上，注射用药填写在针剂单上。临时医嘱口服用药不抄入摆药卡，注射剂填入针剂单。

② 病人住院期间，医师可能会根据病情变化不断更换药品，同一个病人每天都有新增药品和停用某种药品的可能，因此，要根据医嘱，及时更改摆药卡或针剂单。

③ 摆药卡一个病人一张。针剂单一个病区一张（一张填写不完可以续页）。摆药卡填好后放入摆药卡簿。

2）实施标准

① 停药、增药要及时。每份医嘱都要认真核对，按照医嘱要求及时、准确地停止或新增相应药品。

② 正确填写摆药卡和针剂单。填入摆药卡和针剂单的药品大多都是长期医嘱，一旦填写错误，可能会连续几天错误用药，后果不堪设想。因此，一定要认真填写，杜

绝差错。

③ 按序进行。一个病人的医嘱处理完成后再处理下一个病人的医嘱，按顺序进行。一个病人的医嘱未处理完不得处理第二个病人的医嘱，以免发生差错。一个病区的摆药卡放在一个摆药卡簿中。一个病区一本摆药卡簿。一个病区的医嘱未处理完不得处理第二个病区的医嘱，以免发生差错。

（3）签名：处理医嘱的药剂人员工作完成后要在医嘱上相应处签名，以示负责。

实施标准：

① 签名要签全名，不得只签姓或名。

② 处理医嘱工作完成后进入划价环节。

2. 划价　具体内容见本模块"项目一"。

3. 调配

（1）操作内容

1）片剂、胶囊剂药品的调配

调配程序：取摆药卡 → 取服药杯 → 书写病人姓名和床号 → 调配。

① 取摆药卡。将摆药卡簿放在调剂台上，打开摆药卡簿。从第一个《摆药卡》开始，按顺序进行。

② 取服药杯。

③ 书写病人姓名和床号。

④ 调配。按照摆药卡将调配药品放入服药杯中，调配药品时要求按顺序进行。首先，按床号从小到大的顺序摆药，一个病人的药品没调配完不得调配下一个病人的药品。其次，一个病区的药品调配完成前不得调配下一个病区的药品。再之，调配每一个病人的药品时按照摆药卡上药品的顺序进行，以免发生差错。药品调配好之后，将服药杯放入药盘中。

2）注射剂的调配：注射剂按统计好的针剂单上的品种和数量发放，放入药盘中。

3）其他剂型药品的调配：口服液、颗粒剂、滴眼剂、软膏剂等剂型因体积较大，不能放入服药杯，可直接放入病区的领药盘中。

（2）实施标准

①认真阅览摆药卡、针剂单。

②按次序进行调配。

③注意药品批准文号。药品批准文号的格式见本模块项目一的"附录"。

④注意药品有效期。药品有效期的表示方法见本模块项目一的"附录"。

⑤对处方所列药品不得擅自更改或者代用。

为了提高工作效率，摆药卡、针剂单、临时医嘱可由不同的药剂人员同时进行调配。调配工作完成后转入核对程序。

4. 核对　具体内容见本模块"项目一"。

5. 发药　将调配好并已核对过的药品按病区发给值班护士。病区值班护士按要求逐一进行核对。

发药操作：

（1）按病区发药，药班护士要逐一核对药品，核对无误后，值班护士在发药单上相应处签字，以示负责。

（2）发药人在发药单上相应处签字，以示负责。

（三）处方统计

具体内容见本模块"项目一"。

（四）交班

具体内容见本项目中"准备"。

（五）结束

具体内容见本模块"项目一"。

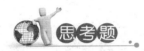

请在本实训的实训报告上对医院住院药房和门诊西药房处方（药品）调配的流程、环节、要求、标准等内容进行比较并指出其异同之处。

项目四

药店药品陈列技能实训

📖 项目介绍

本项目是为药店药品销售开发设计的实训内容。适合于从事药房药店工作的择业群体。

📖 实训要点

学习药店药品分类方法、药品的陈列要求、原则及方法。

📖 技能要求

熟悉药品陈列的要求，掌握药店药品的陈列方法和分类方法，并能在实践环节中准确践行。

技能训练一　实训导入

[目标]

1. 掌握药品的分类。

2. 掌握药品的一般陈列方法。

[思考]

1. 根据生活经验，说说药店药房中药物的摆放是否有规律？是什么样的规律？

2. 药店中药品是否是分类摆放的，涉及到哪些类别？有无规律？

一、药品排放的原则

药品的陈列原则是药品摆放的整体思路，一定要熟知。

1. "四分开"原则

（1）处方药和非处方药分开。

（2）药品与非药品分开。

（3）内服药与外用药分开。

（4）易串味药品与一般药品分开。

2. 分类摆放　化学药品、中成药、保健食品、医疗器械、中药饮片分开摆放。化学药品和中成药要按品种、规格、剂型，以及功效、用途分类摆放。

3. 拆零药品的陈列　拆零药品应放在拆零柜，并要保留原包装标签。

4. 柜台货架的摆放

（1）陈列药品的柜台、货架必须经常保持清洁、卫生，无其他物品。

（2）各柜台、货架应有明显的分类标志。

5. 处方药严禁开架销售。

6. 中药饮片装斗前应做质量复核，不得错斗、串斗，防止混药，饮片斗前应写正名正字（参照《中国药典》一部）。

7. 药品陈列摆放，要整齐美观，药品包装正面朝上，药品名称面向顾客，标价签对位放置，标价字迹书写规范清楚，所标明的内容要齐全不漏项。

8. 上柜陈列药品要按月检查并记录，发现有质量问题，要及时撤出柜台、货架，并向质量管理部汇报。

二、药品的分类

1. 化学药品

（1）抗生素：青霉素类如青霉素、阿莫西林、头孢氨苄等；喹诺酮类药物，如诺氟沙星、氧氟沙星等；抗病毒药，如阿昔洛韦、利巴韦林等；抗真菌药，如咪康唑、制霉菌素等。

（2）抗寄生虫病药：抗疟药，如青蒿素；驱虫药，如阿苯哒唑；抗阿米巴病药，如甲硝唑等。

（3）作用于中枢神经系统药：解热镇痛药、中枢兴奋药、镇静催眠药、抗惊厥药，如对乙酰氨基酚、阿司匹林、尼可刹米、地西泮、硫酸镁注射液等。

（4）局部麻醉药：如普鲁卡因、利多卡因等。

（5）作用于自主神经系统的药物：拟胆碱药和抗胆碱药、拟肾上腺素药和抗肾上腺素药，如新斯的明、阿托品、肾上腺素、酚妥拉明等。

（6）作用于循环系统的药物：抗高血压药、强心苷、抗心绞痛药及动脉粥样硬化药、抗心律失常药，如卡托普利、毒毛花苷 K、硝酸甘油等。

（7）作用于泌尿系统的药物：利尿药与脱水药，如氢氯噻嗪、螺内酯、甘露醇等。

（8）作用于消化系统的药物：助消化药、治疗消化性溃疡药、泻药及止泻药，保肝药，如乳酶生、雷尼替丁、液体石蜡及地芬诺酯、联苯双酯等。

（9）作用于呼吸系统的药物：镇咳药、祛痰药、平喘药，如喷托维林、溴己新、氨茶碱等。

（10）血液及造血系统药物：抗贫血药、抗凝血药及促凝血药、血容量扩充药，如硫酸亚铁、肝素、华法林、维生素 K、氨甲苯酸等。

（11）抗组胺药：如 H_1 受体阻断药，苯海拉明、氯苯那敏等。

（12）激素类药物：肾上腺皮质激素类药物、胰岛素及其他口服降血糖药、甲状腺激素，如地塞米松等。

（13）胰岛素及其他口服降血糖药：如胰岛素、甲苯磺丁脲等。

（14）甲状腺激素及抗甲状腺药：如甲状腺素（T_4）及丙基硫氧嘧啶等。

（15）维生素类：维生素 A、D 属药物、维生素 B 属药物、维生素 C 等。

（16）其他外用药：如尿素软膏等。

2. 中成药

（1）感冒用药：风寒感冒用药，如小柴胡颗粒、午时茶颗粒等。风热感冒用药，如银翘散、抗病毒口服液等。体虚感冒用药，如玉屏风散等。

（2）咳嗽用药：寒咳用药，如半夏露、止嗽散等。热咳用药，如川贝枇杷糖浆、急支糖浆等。燥咳用药，如百合固金丸、养阴清肺膏等。

（3）暑病用药，如藿香正气口服液、十滴水软胶囊等。

（4）痹证用药，如天麻丸、独活寄生合剂等。

（5）胸痹用药，如速效救心丸、复方丹参滴丸等。

（6）胃脘胀痛用药，如胃苏颗粒、香砂养胃丸等。

（7）伤食用药：如保和丸、大山楂丸等。

（8）便秘用药，如麻仁丸、麻仁润肠丸等。

（9）不寐用药，如天王补心丹、朱砂安神丸等。

（10）实火证用药：如三黄片、牛黄解毒丸、安宫牛黄丸等。

（11）气虚用药：如补中益气丸、人参健脾丸等。

（12）血虚用药：如当归补汤、阿胶补血颗粒等。

（13）阴虚用药：如六味地黄丸、知柏地黄丸等。

（14）阳虚用药：如桂附地黄丸、肾宝合剂等。

（15）妇科用药：如乌鸡白凤丸、逍遥丸等。

（16）儿科用药：如小儿感冒颗粒、小儿感冒颗粒、启脾丸、夜尿宁丸等。

（17）五官科用药：如鼻窦炎口服液、复方草珊瑚含片、杞菊地黄丸、西瓜霜润喉片、珍珠明目滴眼液等。

（18）皮肤科用药：如脚癣一次净等。

（19）伤科用药：如云南白药、红花油等。

3. 中药饮片

（1）药斗排序：中药饮片的摆放应在中药橱的药斗中。配伍药斗在抽屉正面的标示顺序称为药斗排序（图 4－1，图 4－2，图 4－3）。

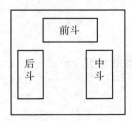

图 4－1 三斗的排序

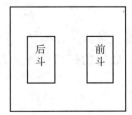

图 4－2 二斗的排序

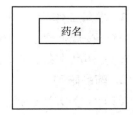

图 4－3 一斗的排序

（2）中药斗谱：药斗中药品的摆放称中药斗谱（见附表"中药斗谱"）。

4. 保健品　保健食品是受国人欢迎的传统产品，药店要设保健食品专柜摆放。这类产品如人参、西洋参、鹿茸、冬虫夏草、阿胶、灵芝、菊花、枸杞子、莲子等，以及各种人参制品、蜂王浆制剂、补钙制剂、减肥制剂、补肾壮阳剂、降糖剂、补血剂、增强智力剂等。

5. 医疗器械　药店设医疗器械专柜，经营家庭常用的医疗器械如绷带、棉签、胶布等敷料类以及血压计、体温表和家用理疗仪器等。

6. 化妆品　一些大、中型药店都设有化妆品专柜，经营一些适销对路的化妆品。

技能训练二　药店药品陈列技能实训

［目标］

1. 在实训中正确依据陈列原则对药品进行分类陈列。
2. 掌握药品陈列过程中实践操作要点、技能和操作标准。

［思考］

1. 给出一种具体的药品，如何正确地将它归类陈列？
2. 在药品陈列过程中，你遵循什么原则和方法，为什么？

【实施场所】

模拟药店实训基地。

【实施过程】

一、分组

将学生分成 8 个组，每组 6～7 名同学，每个组选出一位组长，由组长将本小组的人员再次分小组，每小组 2～3 人。陈列药品任务具体分解并分配给每位组员，在实施过程中组长进行监督、指导。

实施要点：组长进行再次分组后应指派各小组负责人，由负责人对具体摆药任务按一定标准进行分解到个人。

二、具体实施

1. 准备工作

（1）按规范要求，穿好工作服，戴好工作帽。

（2）药品准备：随机挑选一定数量的药品（涉及到的种类数量应适当）。

2. 药品陈列

（1）分类方法选择。

（2）正确将药品陈列。

3. 执行要求

（1）熟知药品摆放的原则、要求及药品的分类，注意整个过程的规范要求、注意事项。

（2）实训过程中，每小组 2~3 名同学可以任务互换，使每位同学都能掌握每种不同药品应归属的类别、摆放的位置等实训知识点，体验不同的任务要领、执行内容及执行原则。

4. 清场 完成后，按规定清洁卫生，将药品下架并放置于指定的地方。结束实训。

附表：中药斗谱

表1 中药斗谱（1）

桑寄生	石榴皮	猪牙皂	肉豆蔻	苏木
槲寄生	苦楝皮	皂角刺	诃子肉	降香
桑枝	紫荆皮	路路通	常山	檀香
苍术	土槿皮	千年健	砂仁	秦皮
秦艽	五加皮	刘寄奴	白豆蔻	白头翁
薤白	防己	伸筋草	红豆蔻	苦参
威灵仙	半边莲	党参	瓜蒌	杏仁
木瓜	半枝莲	太子参	瓜蒌皮	炙款冬花
藁本	龙葵	明党参	瓜蒌仁	炙紫苑
石菖薄	牡丹皮	甘草	川贝母	北沙参
九节菖薄	紫草	炙甘草	浙贝母	南沙参
苏合香	水牛角	桔梗	平贝母	桑椹子
蚤休	西河柳	茯苓	防风	黄芪
毛冬青	浮萍	茯神	细辛	炙黄芪
蚕沙	寻骨风	朱茯神	白芷	芡实
谷精草	栀子	禹余粮	延胡索	生地黄
木贼草	炒栀子	山茱萸	郁金	熟地黄
密蒙花	栀子炭	椿根皮	香附	地黄炭
青葙子	硼砂	龟板	牡蛎	前胡
蔓荆子	明矾	鳖甲	龙骨	白前
决明子	枯矾	青蒿	煅龙骨	白薇
丝瓜络	败酱草	鸡内金	露蜂房	金银花

表2 中药斗谱（2）

大蓟	附子	全蝎	白附子	高良姜
小蓟	肉桂	乌梢蛇	天南星	荜茇
地榆	干姜	金钱白花蛇	胆南星	荜澄茄
鸡血藤	山楂	制川乌	肉苁蓉	木蝴蝶
青风藤	乌梅	制草乌	锁阳	金果榄
海风藤	五倍子	地龙	巴戟天	百合
麻黄	桑皮	白果	陈皮	枇杷叶
炙麻黄	炙桑皮	五味子	香橼	炙枇杷叶
桂枝	地骨皮	炙马兜铃	佛手	百部
白术	清半夏	葶苈子	牛蒡子	知母
炒白术	法半夏	紫苏子	玄参	炙知母
白扁豆	姜半夏	白芥子	葛根	芦根
当归	荆芥	板蓝根	红花	蛇床子
川芎	荆芥穗	大青叶	桃仁	地肤子
白芍	淡豆豉	射干	赤芍	白鲜皮
薏苡仁	丹参	山豆根	穿山甲	忍冬藤
炒薏苡仁	茜草	马勃	王不留行	夜交藤
山药	虎杖	土牛膝	漏芦	络石藤
乌药	昆布	瓦楞子	珍珠丹	代赭石
天花粉	海藻	煅瓦楞子	生蛤壳	磁石
石斛	黄药子	寒水石	煅蛤壳	花蕊石
连翘	艾叶	大腹皮	通草	益母草

表3 中药斗谱（3）

藿香 佩兰 香薷	天麻 僵蚕 白附子	花椒 白胡椒 黑胡椒	莲子心 莲子 乌梅	白及 棕榈 紫珠
旱莲草 翻白草 贯众	草决明 竹叶 大海子	玉米须 赤小豆 冬葵子	金樱子 楮实子 白蒺藜	丁香 柿蒂 乌药
冬瓜皮 茯苓皮 生姜皮	阿胶 鹿角胶 龟板胶	羌活 独活 五加皮	淫羊藿 蛤蚧 冬虫夏草	海螵蛸 桑螵蛸 覆盆子
柴胡 升麻 葛根	焦山楂 炒麦芽 神曲	辛夷 苍耳子 苍耳草	枸杞子 女贞子 桂圆肉	海桐皮 老鹳草 豨莶草
麻黄根 浮小麦 糯稻根	金钱草 泽泻 猪苓	鹿茸 胡桃肉 鹿角霜	大黄 酒大黄 大黄炭	川牛膝 怀牛膝 制何首乌
狗脊 仙茅 紫河车	姜黄 穿山甲 血竭	石楠藤 松节 生地榆	白菊花 野菊花 桑叶	黄芩 黄连 黄柏
石决明 生龙齿 煅龙齿	金礞石 赤石脂 炉甘石	紫石英 白石英 自然铜	芒硝 石膏 滑石	龙胆草 青蒿 垂盆草
鱼腥草	金荞麦	仙鹤草	薄荷	茵陈

表4 中药斗谱（4）

雷丸 二丑 芜荑	鸡冠花 血见愁 益母草	山慈菇 鸦胆子 绿豆	使君子 南瓜子 槟榔	茶叶 荷叶 银杏叶
覆盆子 益智仁 葫芦巴	大蓟炭 小蓟炭 血余炭	藕节炭 蒲黄 牡丹皮炭	侧柏叶 棕榈 白茅根	天冬 麦冬 大海子
菟丝子 沙苑子 补骨脂	酸枣仁 柏子仁 合欢皮	胡麻子 黑芝麻 灵芝	木香 厚朴 沉香	玫瑰花 月季花 绿萼梅
火麻仁 郁李仁 莱菔子	地龙 地鳖虫 五灵脂	何首乌 黄精 玉竹	川楝子 荔枝核 橘核	苦丁茶 绞股蓝 茉莉花
银柴胡 地骨皮 胡黄连	当归炭 茜草炭 三七	土茯苓 草薢 密蒙花	小茴香 大茴香 吴茱萸	枳壳 枳实 青皮
萹蓄 瞿麦 石韦	三棱 莪术 鸡血藤	乳香 没药 泽兰	杜仲 骨碎补 续断	猫爪草 穿心莲 白花蛇舌草
蝉蜕 牛蒡子 蔓荆子	琥珀 安息香 远志	槐米 槐角 苎麻根	紫苏梗 紫苏叶 羌活	蜈蚣 水蛭 五灵脂
蒲公英	紫花地丁	竹茹	凤尾草	田基黄

药店药品柜台销售技能实训

🗐 **项目介绍**

　　本项目是为药店药品柜台销售而开设的实训单元，适用于从事药店药品销售的择业人群。

🗐 **实训要点**

　　处方药品销售和非处方药品销售技能；售前准备、售中服务和售后服务工作；相关管理制度和岗位职责。

🗐 **技能要求**

　　掌握药店处方药品销售和非处方药品销售的售前准备、售中服务和售后服务工作技能要点、药店应有的药品销售管理制度及药店销售人员的岗位职责等，并能在实践环节中准确执行。

技能训练一　　实训导入

[目标]

1. 掌握处方药品和非处方药品的销售流程和技能。

2. 熟悉药店药品管理制度及销售人员岗位职责。

[思考]

1. 从事药店药品柜台销售的人员，应该具备哪些技能？其中哪些技能你认为相对是较为重要的，为什么？

2. 通过本实训项目的学习和实践，你有什么感想和收获？

【基础知识】

一、相关概念

1. 非处方药

（1）概念：是指为方便公众用药，在保证用药安全的前提下，经国家卫生行政部门规定或审定后，不需要医师或其他医疗专业人员开写处方即可购买的药品。一般公众凭自我判断，按照药品标签及使用说明就可自行使用。非处方药在美国又称为柜台发售药品（over the counter drug），简称 OTC 药。

（2）分类：分为甲类非处方药和乙类非处方药。

乙类非处方药安全性更高。乙类非处方药除了可以在药店出售外，还可以在超市、宾馆、百货商店等处销售。红底白字的是甲类，绿底白字的是乙类。

2. 处方药 是指由有处方权的医生所开具出来的处方，并依此从医院药房购买的药物。这种药通常都具有一定的毒性及其他潜在的影响，用药方法和时间都有特殊要求，必须在医生指导下使用。处方药简称 Rx 药。

二、售中服务内容

1. 文明用语

（1）营业员待客要用语规范，学会讲普通话，用文明服务用语，不要使用服务忌语。

（2）交易结束时，应与顾客道别，用语自然、得体，注意学会使用肢体语言表达。

2. 耐心细致

（1）营业员待客要耐心、热情，面带微笑，举止大方。

（2）收银员在收款、找零时应唱收、唱付，货款两清，做好交代。

（3）发票应写明品名、规格、数量，便于以后发生药品质量、价格纠纷时保留证据。

3. 便民服务

（1）药店便民服务项目，如代煎、代邮购药品等，要对外公布。

（2）药店应按要求 24 小时售药，方便群众购药。

三、售后服务内容

1. 药品是食用商品，一般售出不予退换。对特殊情况需要退换的商品应搞清原因，必要时要向分管经理汇报解决，要认真处理售出商品质量问题。

2. 在药店店堂内设置公布监督电话和顾客意见簿。对顾客反映的药品质量问题要认真对待，做好记录，给予妥善处理。出现药物不良反应要及时汇报。

3. 药店按规定建立的记录、台账、卡片等，均应按时记录，字迹清楚，按规定期限妥善保管，到期的应经药店负责人批准，并在其监督下销毁。

4. 对一些重点用户或者患者，要进行定期地回访，争取固定的客户，以扩大销售。

四、药店药品管理制度及销售人员服务规范

1. 药店药品柜台销售人员服务规范（见附录1，仅供参考）
2. 药品销售及处方管理制度（见附录2，仅供参考）
3. 药店药品拆零管理制度（见附录3，仅供参考）
4. 药店中药饮片销售管理制度（见附录4，仅供参考）
5. 中药饮片审方、配方调剂管理制度（见附录5，仅供参考）
6. 药店人员职责（见附录6，仅供参考）

【各类药物的销售技能】

[思考]

1. 药店柜台销售可能涉及到哪几种药品的销售？
2. 各种药物的销售流程有无不同？哪里不同？

一、非处方药的销售

1. 销售程序　自选（或向执业药师咨询）→开药品销售单→收费→发药→可再向执业药师咨询。

2. 操作内容

（1）自选：OTC药品的销售可以采用开架自选的形式进行销售，消费者可以自行选购。不需要医师开写处方。驻店执业药师、药师或药品营销员应对顾客的购买、使用以及注意事项给予适当指导。乙类非处方药经药品管理部门批准，可以在超市、大型商场销售。

（2）开药品销售单：消费者选好药品，营业员开具药品销售单（表5-1），一式二份。

表5-1　　　　××药店药品销售单

年　月　日

编码	品名	生厂批号	规格	数量	单位	单价	金额					
							千	百	十	元	角	分

收款员_____　　　　　　　　开票员_____　合计

（3）收费：凭营业员开具的药品销售单到收银台交费，凭收银台盖章的销售单到柜台取药。

（4）发药：营业员凭收银台盖章的销售单核对，发药。

（5）患者取药后，如对药品的用法、用量等不清楚的地方可再向执业药师咨询。

二、处方药的销售

1. 销售程序 审方→计价、收费→调剂→发药→处方保管。

2. 操作内容 审方、计价、收费、调剂、发药内容及标准见本模块"项目一"。

处方保管：处方由出售处方药品的零售企业妥善保管，做好记录（表5-2）。普通处方、急诊处方、儿科处方保存1年，医用毒性药品、二类精神药品及戒毒药品处方保留2年，麻醉药品处方保留3年。处方保存期满后，经药品零售企业主管领导批准、登记备案，方可销毁。

表5-2　处方统计记录

处方来源	开方日期	患者姓名	性别	年龄	门诊号	处方内容	医师	营业员	审核药师	购药日期

三、医疗保险患者的购药

属于医疗保险药品目录内的药品可以直接刷卡购买。

四、中药饮片处方的调配

1. 销售程序 收方审查→计价、收费→调配→核对→发药→签名。

2. 操作内容 中药饮片处方属于处方药类，处方药调配过程及标准见"项目二"。

五、免煎中药饮片颗粒剂的调配

1. 销售程序 审查处方→计价、收费→调配→核对→发药→签名。

2. 调配方法

（1）方法一：免煎中药饮片颗粒剂是将中药材进行提取，干燥，分装于小塑料袋中，每一小袋上标明相当于原药材的克数。配方时，按照处方上每味中药饮片的剂量，逐一拿取相应的中药饮片颗粒，并按照剂量配齐。

示例：某处方开具黄芪15g，取1袋标示量15g的黄芪中药饮片，如果是开7剂，那么取7袋，每剂一袋即可。以次类推，就可以完成整个处方的调剂。

（2）方法二：免煎中药饮片颗粒剂的调配与上述一致，只是有的生产厂家配备了电子计算机控制系统，通过该系统可以完成自动计价、调配的程序。

调剂人员将医师处方开具的中药饮片每一个品种和剂量及取药付数输入电子计算机，点击"确认"后即得处方金额数。付款后，点击计算机得"取药"指令，电子计算机操作系统就会自动取出袋装颗粒，按剂放入塑料盒中，调剂人员取出，装入中药纸袋中即可。

技能训练二　药店药品柜台销售技能实训

[目标]

1. 在实训中正确执行药店各类药品柜台销售的各个环节。
2. 掌握药品销售过程中实践操作要点、技能和操作标准。

[思考]

1. 整个药品销售过程大体上由哪几部分组成？
2. 本次实训和以往哪些实训联系较为紧密？体现在哪些方面？

【实施场所】

模拟药店实训基地。

【实施过程】

一、分组

将学生分成 8 个组，每组 6~7 名同学，每个组选出一位组长，并由组长将本组的人员再次分小组，每组 2~3 人，指定负责人，由组长按不同种类药物柜台销售分配给每小组，小组负责人再将任务具体分解到每位组员，在实施过程中组长进行监督、指导。

二、具体实施

1. 售前准备工作

（1）工作人员应提前到班，按时到岗，工作服装统一、清洁，胸前佩戴服务卡。

（2）做好上岗前营业准备工作，如领取药品等，并摆放归位，校正天平等衡器，搞好清洁工作，准时开门营业等。

（3）工作中要求举止大方、得体，站立迎客。

2. 柜台销售过程

（1）非处方药物的销售应包括以下几个环节：自选（或向执业药师咨询）→开药品销售单→收费→发药→可再向执业药师咨询。

（2）处方药物的销售应包括以下几个环节：审方→计价、收费→调剂→发药。

（3）中药饮片的销售包括以下几个环节：收方审查→计价、收费→调剂→核对→发药→签名。

（4）实施售中服务

①文明用语。

②耐心细致。

③便民服务。

（5）关注实训要点

①各小组应严格按照执行标准和操作内容规范完成操作（执行标准和操作内容等

见"项目一"、"项目二"及本项目附录)。

②熟知各种药品的柜台销售环节、流程、要求及执行标准,注意整个过程的规范要求,注意事项。

③实训过程中,每小组2-3名同学可以任务互换,使每位同学都能掌握每个角色的操作内容、要求及执行标准等实训知识点。

④每小组角色互换完成之后,由组长统一调度,各组之间进行任务互换,使每组都能掌握不同种类药品销售环节、要求及标准等实训知识点,体验不同的任务要领、执行内容及执行原则。

(6)实施售后服务

①药品的退换。

②公布监督电话和设置顾客意见簿。

③建立的记录、台账、卡片等。

④对重点用户或者患者定期回访。

3. 清场 完成后,按规定清洁卫生,将药品下架并放置于指定的地方。结束实训。

附录1　药店药品柜台销售人员管理规范

树立社会主义的荣辱观,药店的营业员要做到以下一些要求:

1. 要努力工作,完成任务。不要在工作时间干私活、吃零食,营业场所、仓库等严禁吸烟、睡觉、打牌。

2. 有事应该先请假。不要迟到、早退、擅自离开工作岗位。不要带小孩上班,不要让无关人员进入柜台。

3. 要用文明服务用语。不要说服务忌语,更不能与顾客吵架。

4. 在工作时间要严肃认真。不要串岗聊天,谈笑打闹,大声喧哗。

5. 要遵守财务制度,不要开虚假发票。

6. 要为顾客排忧解难,不要怠慢顾客。

7. 要爱岗敬业,勇于奉献,不要玩忽职守、假公济私。

8. 要诚实守信,一诺千金,不要对顾客胡乱承诺,失信于人。

9. 要维护企业利益,不要泄露商业秘密。

10. 要学习白求恩的高尚精神,全心全意为患者服务,不要接受顾客馈赠。

11. 要保证药品帐物相符,不要在柜台上出借药品,代卖药品或者调换药品。

12. 如违反以上规定,对当事人在考核中予以处罚。

附录2　药品销售及处方管理制度

1. 药店营业员要经培训考核上岗,要熟悉药品的有关法律、法规,熟知药品的专业知识,每年要经健康检查合格上岗。

2. 销售处方药,应凭执业医师或执业助理医师的处方,并由执业药师、从业药师或药师对处方进行审核并签字后,方可依据处方调配销售,无上述医师开具的处方不得销售处方药。处方要保存两年备查。

3. 经批准，有销售第二类精神药品资格的药店，在销售第二类精神药品时，必须凭盖有符合要求的医疗机构公章的医师处方，由驻店执业药师、从业药师或具有药师以上职称的人员，审核并签字方可销售。每次不得超七日常用剂量，处方留存两年备查。

第二类精神药品不得销售给未成年人。

4. 营业员销售药品时，要按照说明书的有关规定，正确介绍药品，不得虚假、夸大和误导消费者。

5. 认真执行价格政策，药品标价齐全，书写规范、准确。

6. 营业员对顾客所购的药品，要核对品名、规格、数量、价格，清楚无误后，方可将药品交给顾客。

7. 销售药品时，如发现有质量问题，要立即停止销售，撤下柜台，并立即上报质管部。

8. 对柜台缺货要认真登记，及时要货，货到后及时通知顾客。

9. 及时做好各项台账记录，记录内容要详细准确，书写清楚规范。

10. 销售药品时不得采用有奖、附赠药品或礼品等形式。

11. 柜台、货架、灯箱广告宣传，要符合药品广告宣传的管理规定。

12. 医疗保险患者的处方的调配，非处方药患者可以根据病情自己判断或向执业药师咨询刷卡购买，处方药则要求必须凭执业药师或执业助理医师的处方，并加盖诊疗医院的外购章，处方上记载的内容，包括患者的姓名、年龄、诊断、药名、剂型、数量、用法用量等，均不能更改。若有更改，处方医师必须在更改处签名或盖本人印章。处方用量一般性疾病应在 3 日以内。慢性病用量应控制在 7 日以内（特殊情况者例外）。

附录 3　药店药品拆零管理制度

1. 拆零药品的销售人员，每年要进行健康检查，合格后方可负责拆零药品销售工作。

2. 必须配备拆零药品的工具，并要定期消毒保持清洁卫生。

3. 药品拆零前，要检查外观质量，如发现可疑及外观性状不合格的不可拆零，立即上报质管部门。

4. 拆零药品要集中存放在拆零专柜中，不能与其他药品混放，拆零药品的原包装标签要保留，并要及时做好拆零药品的记录（见下表）。

拆零药品记录表

日期	品名（通用名）	剂型	规格	单位	数量	生产厂商	批号	效期	经手人	用完日期	备注
					1						
					1						
					1						
					1						
					1						

注："1"为拆零的最小单位。

5. 拆零药品应随拆随包,出售时在拆零药袋上写明药品的品名、规格、用法、用量、批号、有效期等内容,并标明药店名称。

6. 违反以上规定,出现不按规定操作或不合格药品拆零的,在质量考核时处罚。

附录4　药店中药饮片销售管理制度

为落实 GSP 等相关法规,作好药店中药饮片销售的工作,要求做到以下几点:

1. 经营中药饮片的药店,必须对饮片经营全过程的质量进行检查,各环节的操作人员都要重视质量,责任到人。

2. 从仓库送到柜台的中药饮片,要凭配送单对饮片的品名、产地、生产企业、数量、规格、质量、实施文号管理的中药饮片在包装上应标明批准文号等内容,进行认真验收,发现有不合格的不予接收,及时向药店执业药师或分管质量的负责人联系。

3. 中药饮片上柜装斗前,装斗人员要检查饮片质量,筛选挑拣,对清饮片名称后再装药斗,装斗数量不能高出药斗,不错装或混装药斗,药斗要及时清理,沉在斗底的药渣要及时翻到上面,做到先装斗的饮片先销售,并要记录。

4. 药店上柜的中药饮片要定期检查养护。连锁药店门店饮片养护人员每季度要将柜台、药斗的中药饮片检查一遍,夏季每月要对重点品种检查一遍,发现有生霉、虫蛀、反潮、泛油等现象,要及时采取措施,变质的中药饮片要立即撤出柜台、药斗,不得销售。

5. 中药饮片上柜、装斗做到先配送的先销售、易变的先销售,上柜销售的中药饮片必须都经加工炮制,生、整、未经加工炮制的、不合格的中药饮片不得上柜销售。

6. 销售出店的中药饮片,如有顾客对饮片的质量有反映,要及时给予处理并上报质管部。

7. 配完中药处方,要及时关闭药斗防止串斗,并要及时清理柜台、清扫地面,包装纸要及时整理入柜,保持柜台内、外及地面无杂质,清洁卫生。

8. 如有违反规定或工作失职,发现有差错或销售不合格饮片的,在质量考核中处罚。

附录5　中药饮片审方、配方调剂管理制度

为规范药店中药审方、配方调剂管理制度,规范药店中药审方、配方调剂的管理工作,要求做到以下几点:

1. 中药审方和处方调剂配方的营业员,必须熟悉药品的有关法律、法规和中药的专业知识,审方、配方调剂时应集中思想,认真审方,认真调剂配方,严格按处方要求配方售药。

2. 配方使用的中药饮片,必须要经加工炮制,未经加工炮制的中药饮片不准上柜销售。

3. 审核处方人员必须具有执业药师(中药)或中药师以上职称。要认真审清处方的姓名、味数、剂量、付数,不得擅自更改处方。对处方中有配伍禁忌或超剂量的处

方，应当拒绝调配；必要时，应经处方医师更正或者重新签字方可计价调配。

4. 审方计价，严格执行物价政策、按质定价，不串价格等级，按规定价格计价算方，计价要准确，发票项目填写齐全，字迹清楚。

5. 调配处方时，对先煎、后下、包煎、分煎、烊化、兑服等特殊用法，要单包并注明煎用方法，需临方加工的饮片应按规定操作，并向顾客说明服用方法。

6. 调剂配方时要称准分匀，按处方顺序依次退戥分称，并按处方顺序摆放，误差总付数不大于±2%，分付不大于±5%，处方配好后经复核人员复核无误签字后方可发给顾客。

7. 发药时，要核对顾客的姓名、取药付数、所付金额、取药牌号无误后才能发出，并要向顾客讲清服药方法。

8. 营业员每天上班后先要认真核对戥称、电子称，配方后要及时清理配药柜台，药斗要及时关闭防止串味，保持柜台内外清洁卫生。

附录6 药店人员职责

一、药店柜、组长质量责任制

1. 严格执行国家药品管理的法律法规和政策，执行药店或者连锁药店的各项规章制度，在药店经理的领导下，全面完成和超额完成本柜、组的经济指标。对本柜、组的药品质量管理负责。

2. 连锁药店按照零售连锁企业GSP标准和零售服务规范的要求，在柜、组内开展优质服务，落实服务公约，完善服务项目，搞好市场调研，按照市场需求及时申报计划，增加花色品种，满足零售市场的需要。

3. 努力抓好柜、组的质量、安全、卫生、物价、计量等基础管理和现场管理，加强监督考核，完善柜、组各项原始记录。

4. 向顾客正确地介绍药品，销售药品做好批号记录，中药饮片配方实行复核制度，特殊管理药品和拆零药品按规定管理和销售。

5. 做好柜、组的药品陈列，明码标价，经常督促和检查本柜、组的药品质量，做到不合格药品不出店。

6. 认真做好季末（月末）盘点工作，保持柜、组内药品账货相符。

二、药店营业员质量责任制

1. 严格执行国家药品管理的法律法规和相关的行政规章，执行药店的各项质量管理制度，在药店或者连锁药店经理和柜组长的领导下，全面完成柜组质量管理工作计划和经济指标。

2. 按照连锁药店零售连锁企业GSP标准和零售服务规范的要求，熟悉业务，文明经商，礼貌待客，规范服务。上岗时、应穿工作服、戴工作帽、服务证，仪表端庄、整洁。

3. 向顾客正确地介绍药品，销售药品时应做好批号记录，特殊管理药品和拆零药品按规定程序进行管理和销售。对顾客所需要而店内无货时应主动与配送中心联系进货，而当时确无法组织的，应在缺货登记簿上登记，待到货后通知顾客。

4. 做好柜台的药品陈列、明码标价和环境卫生工作。经常检查本柜组的药品质量，做到不合格药品不出店。

5. 认真做好季末（月末）盘点工作，保持柜组内药品账货相符。

三、药店中药配方员质量责任制

1. 严格执行中药饮片配方的操作规程，实行复核校对制度。注重药品质量，做到不合格的药品不出店，杜绝质量差错。

2. 中药饮片装斗前应做质量检查，挑拣杂质、过筛处理。虫蛀和霉变的饮片不准装斗，未经加工炮制的饮片不准装斗。装药斗做到不撒、不溢、不串斗。每月清理一次药斗。

3. 配方时，应按药方各味药的顺序依次取药，取药时轻抓轻放，随时关闭药斗，防止撒漏、串药。称药要准确无误，分药时采取递减法，每分一次复称一次。称量不超过允许误差范围。对药方要求先煎后下、冲服的、另包的，应按要求另行单独分包。

4. 在配方中，发现饮片虫蛀、霉变时，应立即停用并及时向店经理汇报，同时用新货替换。配方时不准以生代炒、以炒代生。

5. 药方配齐后，应交叉复核或专人复核。复核内容：

（1）处方的味药数，付数与实物是否相符。

（2）饮片质量是否符合要求。

（3）剂量是否准确。

（4）有无配伍禁忌。

（5）另包药是否单独分包。

如发现不符，应提请配方人员更正。如复核无误，配方员和复核员应分别在处方和取药记录上签字，并保存备查。

6. 发药时，应核对顾客姓名、性别、年龄、取药付数和牌号无误后，方可递交顾客手中。对缺味的药和特殊煎法、服法的，应详细向顾客交待清楚。同时，开出发票交给顾客。

7. 其他方面执行"营业员"有关条款要求。

四、药店收款员质量责任制

1. 严格执行国家的法律法规和政策，执行公司的各项规章制度，在店经理的领导下，准确无误地完成收款任务。

2. 坚持文明经商，礼貌待客，收款时做到唱收唱付，及时识辨现金的真伪，填写支票时要规范正确。

3. 当日结账，按时做好销售日报表，要求账款相符，交接班时清楚。发现差错，应及时向店经理汇报，并查明原因。

4. 把好复核关，对营业员开出的销售小票，要细心核对，发现差错，应及时交营业员更正。

医药物流实训

内容介绍

包括：医药物流概述、药品的入库与出库实训、药品验收仓储实训、医药物流信息技术实训等实训项目。

择业群体

适用于从事医药物流企业仓储、验收、物流信息岗位的择业群体。

目标要求

掌握药品出库、入库各个环节。

掌握药品仓储验收的验收条件、抽样原则及方法、特殊药品验收方法、验收程序等相关知识及不同剂型药品验收的具体的操作规范及要求。

掌握信息技术在医药物流领域的具体应用。

德育实践点

教育学生具有高度的团体合作意识和责任意识，在执行工作任务过程中要做到细心、认真、热情、耐心；爱护学校实训设备；强化善始善终理念。

医药物流概述（理论）

📖 项目介绍

　　本项目是为医药物流领域开设的理论单元，本项目包括物流概念、物流活动的过程、医药物流概念、医药物流活动构成、药品的运输等知识；

📖 技能要求

　　理解上述理论知识并能熟练应用于实践操作中。

技能训练　物流理论导入

［目标］

1. 了解物流的基本知识，熟悉各种运输方式的优缺点。

2. 熟悉医药物流相关理论。

［思考］

1. 有关医药物流你是如何理解的？针对目前我国医药物流的现状和发展，谈谈你对此的想法？

2. 本项目是为从事医药物流人员设计的，那么请大家思考：什么是医药物流、包括哪些理论性的知识点？

【物流基础知识】

一、物流的概念

　　物流的定义：物品从供应地向接收地的实体流动过程。根据实际需要，将运输、储存、装卸搬运、包装、流通加工、配送和信息处理等基本功能实施有机地结合。

二、物流活动的过程

　　物流活动由物品的包装、装卸搬运、运输、储存、流通加工、配送和物流信息等工作内容构成，它们相互联系、相互制约。

（一）运输

运输是指运用设备和工具，将物品从一个地点向另一个地点运送的物流活动。其中包括集货、分配、搬运、中转、装入、卸下、分散等一系列操作，常用运输方式有以下几种。

1. 铁路运输

（1）从速度和运力上看，铁路运输的优点

①运行速度快，时速一般在 80～120 公里。

②运输能力大，一般每列客车可载旅客 1800 人左右，一列货车可装 2000～3500 吨货物，重载列车可装 20000 多吨货物；单线单向年最大货物运输能力达 1800 万吨，复线达 5500 万吨；运行组织较好的国家，单线单向年最大货物运输能力达 4000 万吨，复线单向年最大货物运输能力超过 1 亿吨。

③铁路运输过程受自然条件限制较小，连续性强，能保证全年运行；通用性能好，既可运客又可运各类不同的货物；火车客货运输到发时间准确性较高；火车运行比较平稳，安全可靠；平均运距分别为公路运输的 25 倍，为管道运输的 1.15 倍，但不足水路运输的一半，不到民航运输的 1/3。

（2）从经济指标上看，铁路运输的优点有：

①铁路运输成本较低，1981 我国铁路运输成本分别是汽车运输成本的 1/11～1/17，民航运输成本的 1/97～1/267。

②能耗较低，每千吨公里耗标准燃料为汽车运输的 1/11～1/15，为民航运输的 1/174。但是铁路运输的这两种指标都高于沿海和内河运输。

（3）铁路运输的缺点

①投资太高，单线铁路每公里造价为 100 万～300 万元之间，复线造价在 400 万～500 万元之间。

②建设周期长，一条干线要建设 5～10 年。

③占地太多，随着人口的增长，将给社会增加更多的负担。

因此，综合考虑，铁路适于在内陆地区运送中、长距离的大运量、时间性强、可靠性要求高的一般货物和特种货物；从投资效果看，在运输量比较大的地区之间建设铁路比较合理。

2. 公路运输

（1）公路运输的优点

①机动灵活，货物损耗少，运送速度快，可以实现门到门运输。

②投资少，修建公路的材料和技术比较容易解决，易在全社会广泛发展，可以说是公路运输的最大优点。

（2）公路运输的主要缺点

①运输能力小，每辆普通载重汽车每次只能运送 5 吨货物，长途客车可送 50 位旅客，仅相当于一列普通客车的 1/30～1/36。

②运输能耗很高，分别是铁路运输能耗的 10.6～15.1 倍，是沿海运输能耗的 11.2～15.9 倍，是内河运输的 19.1～113.5 倍，是管道运输能耗的 4.8～6.9 倍，但比

民航运输能耗低，只有民航运输的 6% ~87% 。

③运输成本高，分别是铁路运输的 11.1 ~17.5 倍，是沿海运输的 27.7 ~43.6 倍，是管道运输的 13.7 ~21.5 倍，但比民航运输成本低，只有民航运输的 6.1% ~9.6% 。

④劳动生产率低，只有铁路运输的 10.6% ，是沿海运输的 1.5% ，是内河运输的 7.5% ，但比民航运输劳动生产率高，是民航运输的 3 倍；此外，由于汽车体积小，无法运送大件物资，不适宜运输大宗和长距离货物。公路建设占地多，随着人口的增长，占地多的矛盾将表现得更为突出。因此，公路运输比较适宜在内陆地区运输短途旅客、货物，因而，可以与铁路、水路联运，为铁路、港口集疏运送旅客和物资，可以深入山区及偏僻的农村进行旅客和货物运输；在远离铁路的区域从事干线运输。

3. 水路运输

（1）从动力上看，水陆运输的优点有：

①运输能力大。在五种运输方式中，水路运输能力最大，在长江干线，一支拖驳或顶推驳船队的载运能力已超过万吨，国外最大的顶推驳船队的载运能力达 3 万~4 万吨，世界上最大的油船已超过 50 万吨。

②在运输条件良好的航道，通过能力几乎不受限制。

③水陆运输通用性能也不错，既可运客，也可运货，可以运送各种货物，尤其是大件货物。

（2）从经济技术指标上看，水陆运输的优点有：

①水运建设投资省，水路运输只需利用江河湖海等自然水利资源。

②除必须投资购造船舶，建设港口之外，沿海航道几乎不需投资，整治航道也仅仅只有铁路建设费用的 1/3 ~1/5 。

③运输成本低，我国沿海运输成本只有铁路的 40% ，美国沿海运输成本只有铁路运输的 1/8 ，长江干线运输成本只有铁路运输的 84% ，而美国密西西比河干流的运输成本只有铁路运输的 1/3 ~1/4 。

④劳动生产率高，沿海运输劳动生产率是铁路运输的 6.4 倍，长江干线运输劳动生产率是铁路运输的 1.26 倍。

⑤平均运距长，水陆运输平均运距分别是铁路运输的 2.3 倍，公路运输的 59 倍，管道运输的 2.7 倍，民航运输的 68% 。

⑥远洋运输在我国对外经济贸易方面占独特重要地位，我国有超过 90% 的外贸货物采用远洋运输，是发展国际贸易的强大支柱，战时又可以增强国防能力，这是其他任何运输方式都无法代替的。

（3）水路运输的主要缺点

①受自然条件影响较大，内河航道和某些港口受季节影响较大，冬季结冰，枯水期水位变低，难以保证全年通航。

②运送速度慢，在途中的货物多，会增加货主的流动资金占有量。

总之，水路运输综合优势较为突出，适宜于运距长、运量大、时间性不太强的各种大宗物资运输。

4. 航空运输

（1）民航运输的优点

①运行速度快，一般在 800～900 公里/小时左右，大大缩短了两地之间的距离。

②机动性能好，几乎可以飞越各种天然障碍，可以到达其他运输方式难以到达的地方。

（2）缺点：飞机造价高、能耗大、运输能力小、成本很高、技术复杂。因此，只适宜长途旅客运输和体积小、价值高的物资，鲜活产品及邮件等货物运输。

5. 管道运输

（1）管道运输的优点

①运输量大，国外一条直径 720 毫米的输煤管道，一年即可输送煤炭 2000 万吨，几乎相当于一条单线铁路的单方向的输送能力。

②运输工程量小，占地少，管道运输只需要铺设管线，修建泵站，土石方工程量比修建铁路小得多。而且在平原地区大多埋在底下，不占农田；

③能耗小，在各种运输方式中是最低的。

④安全可靠，无污染，成本低。

⑤不受气候影响，可以全天候运输，送达货物的可靠性高。

⑥管道可以走捷径，运输距离短。

⑦可以实现封闭运输，损耗少。

（2）管道运输的缺点

①专用性强，只能运输石油、天然气及固体料浆（如煤炭等），但是，在它占据的领域内，具有固定可靠的市场。

②管道起输量与最高运输量间的幅度小，因此，在油田开发初期，采用管道运输困难时，还要以公路、铁路、水陆运输作为过渡。

6. 集装箱与国际多式联运 集装箱运输是以集装箱作为运输单位进行货物运输的现代化运输方式，目前已成为国际上普遍采用的一种重要的运输方式。国际多式联运是在集装箱运输的基础上产生和发展起来的，一般以集装箱为媒介，把海上运输、铁路运输、公路运输和航空运输等传统单一运输方式，有机地联合起来，来完成国际间的货物运输。

（1）集装箱运输的优越性

①对货主而言，它的优越性体现在大大地减少了货物的损坏、偷窃和污染的发生；节省了包装费用；由于减少了转运时间，能够更好地对货物进行控制，从而降低了转运费用，也降低了内陆运输和装卸的费用，便于实现更迅速的"门到门"的运输。

②对承运人来说，集装箱运输的优点在于减少了船舶在港的停泊时间，加速了船舶的周转，船舶加速的周转可以更有效地利用它的运输能力，减少对货物的索赔责任等。

③对于货运代理来说，使用集装箱进行货物运输可以为他们提供更多的机会来发挥无船承运人的作用，提供集中运输服务，分流运输服务，拆装箱服务，门到门运输服务和提供联运服务的机会。

（2）集装箱运输的缺点

①受货载的限制，使航线上的货物流向不平衡，往往在一些支线运输中，出现空载回航或箱量大量减少的情况，从而影响了经济效益。

②需要大量投资，产生资金困难。

③转运不协调，造成运输时间延长，增加一定的费用。

④受内陆运输条件的限制，无法充分发挥集装箱运输"门到门"的运输优势。

⑤各国集装箱运输方面的法律、规章、手续及单证不统一，阻碍国际多式联运的开展。

7. 不合理的运输方式　目前我国存在主要不合理运输形式有：

（1）返程或起程空驶：空车无货载行驶，可以说是不合理运输的最严重形式。

（2）对流运输：亦称"相向运输"、"交错运输"，指同一种货物，或彼此间可以互相代用而又不影响管理、技术及效益的货物，在同一线路上或平行线路上作相对方向的运送，而与对方运程的全部或一部分发生重迭交错的运输称对流运输。

（3）迂回运输：是舍近取远的一种运输。可以选取短距离进行运输而不办，却选择路程较长路线进行运输的一种不合理形式。

（4）重复运输：本来可以直接将货物运到目的地，但是在未达目的地之处或目的地之外的其他场所将货卸下，再重复装运送达目的地，这是重复运输的一种形式。另一种形式是，同品种货物在同一地点一面运进，同时又向外运出。

（5）倒流运输：是指货物从销地或中转地向产地或起运地回流的一种运输现象。

（6）过远运输：是指调运物资舍近求远，近处有资源不调而从远处调，运力选择不当。

（7）运力选择不当：未选择各种运输工具优势而不正确地利用运输工具造成的不合理现象，常见有以下若干形式：弃水走陆，铁路、大型船舶的过近运输，运输工具承载能力选择不当及托运方式选择不当。

（二）存储

储存是对物品进行保存及对其数量、质量进行管理控制的活动。

储存在物流体系中是唯一的静态环节。储存是物流中的重要环节，既有缓冲与调节作用，也有创造价值与增加效用的功能。

（三）装卸搬运

装卸是物品在指定地点以人力或机械装入运输设备或卸下。

搬运是指在同一场所，对物品进行水平移动为主的物流作业。

在实际操作中，装卸与搬运是密不可分的，两者往往相伴而生。

搬运与运输的区别在于：搬运是在同一地域的小范围发生的，而运输则是在较大范围内发生的。

（四）包装

包装是指为了在流通过程中保护商品、方便储运、促进销售，按一定技术要求而采用的容器、材料及辅助物等的总体名称，也指为了达到上述目的而在采用容器、材料和辅助物的过程中施加一定技术方法等的操作活动。

（五）流通加工

流通加工是指物品在从生产地到使用地的过程中，根据需要施加包装、分割、计量、分件、刷标志、拴标签、组装等简单作业的总称。

（六）配送

配送是指在经济合理区域内，根据用户要求，对物品进行拣选、加工、包装、分割、组配等作业，并按时送达指定地点的物流活动。

（七）物流信息

物流信息是指反映物流各种活动内容的知识、资料、图像、数据、文件的总称。

【医药物流基础知识】

一、医药物流概念

医药物流就是指依托一定的物流设备、技术和物流管理信息系统，有效整合营销渠道上下游资源，通过优化药品供销配运环节中的验收、存储、分拣、配送等作业过程，提高订单处理能力，降低货物分拣差错，缩短库存及配送时间，减少物流成本，提高服务水平和资金使用效益，实现的自动化、信息化和效益化，我国目前的医药物流正处在起步发展的阶段。

二、医药物流活动构成

（一）药品招标采购

1. 药品招标的概念　药品招标是指招标采购机构发出药品招标通知，说明采购的药品名称、规格、数量及其他条件，邀请药品投标人（卖方）在规定的时间、地点按照一定的程序进行投标的一种交易行为。招标的药品一定要先按照国家有关规定履行项目审批手续，取得批准招标，在一定范围内公开采购药品的条件和要求，邀请众多投标人参加投标，并按照规定程序从中选择交易对象。

2. 药品招标的方式　分为公开招标和邀请招标。

公开药品招标是招标人通过药品招标公告的方式邀请不特定的法人或者其他组织投标。公开药品招标也称竞争性药品招标，即由招标人在报刊、电子网络或其他媒体上刊登药品招标公告，吸引众多企业单位参加投标竞争，招标人从中择优选择中标单位的招标方式。

邀请招标是指招标人以投标邀请的方式邀请特定的法人或其他组织投标。邀请招标，也称为有限竞争招标，是一种由招标人选择若干供应商或承包商，向其发出投标邀请，由被邀请的供应商、承包商投标竞争，从中选定中标者的药品招标方式。

3. 招标的特点　招标与一般的交易方式相比，主要有以下三个特点：

（1）招标是由参加投标的企业按照招标人所提出的条件，一次性递价成交的贸易方式，双方无须进行反复磋商。

（2）招标是一种竞卖的贸易方式。

（3）招标是在指定的时间和指定的地点进行的，并事先规定了一些具体的条件，因此，投标必须根据其规定的条件进行，如不符合其条件，则难以中标。

4. 招标阶段的主要程序

（1）公开招标方式要求招标人首先要在报纸、刊物或采取其他形式公布招标通告，邀请投标人参加投标。招标通告要说明招标的项目、要求、条件和投标须知等。国际金融组织贷款项目采购招标的通知一般要求在指定的刊物刊登。

（2）在招标人发出通告后相继有投标人提出投标要求，集中所有投标人的投标申请书。

（3）招标人对参加投标的企业、公司进行资格审查。主要审查投标人的历史情况、经营范围、已经兴建项目、以往供货质量和客户反映、资金和信誉等情况。

（4）审查合格后，招标人向取得投标资格者寄送标单。标单的主要内容有招标要求、合同格式、合同条款，货物说明和技术要求等。

（5）凡是接受标单准备投标的投标人必须向招标人交纳投标保证金或通过银行向招标人出具保函，保证一旦中标一定签约。

三、第三方物流

1. 概念　第三方物流就是指生产经营企业为集中精力搞好主业，把原来属于自己处理的物流活动，以合同方式委托给专业物流服务企业，同时通过信息系统与物流服务企业保持密切联系，以达到对物流全程的管理和控制的一种物流运作与管理方式。

物流活动和配送工作由专业的物流公司或储运公司来完成，由于它们不参与商品的买卖，只是提供专门的物流服务，因此是独立于买方和卖方之外的第三方，故称第三方物流。

2. 优势　第三方物流具有明显的优势，其主要表现在：

（1）集中主业，企业能够实现资源优化配置，将有限的人力、财务集中于核心业务，进行重点研究，发展基本技术，努力开发出新产品参与世界竞争。

（2）节省费用，减少资本积压。

（3）减少库存。

（4）提升企业形象。

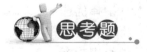

思考题

1. 厂家的运输方式有哪些？各有什么突出的优缺点？

2. 什么是第三方医药物流？有什么样的优势？

药品的入库与出库实训

技能训练一　药品出入库基础知识

[目标]

1. 掌握出库、入库所包括的环节。
2. 掌握药品出库的原则。
3. 了解药品出入库装卸搬运的方式。

[思考]

1. 本实训是为从事医药物流的人员设计的，那么请大家思考：药品的出库和入库工作应该包括哪些部分，各有什么环节，每个环节需要注意些什么？
2. 通过本实训项目的学习，你有什么感想和收获？

一、药品的入库

药品的入库包括以下几个环节。

1. 收货　是仓库业务的开始，根据药物入库凭证，逐批逐件点准收货。要求做到及时、准确、有序。

收货作业的程序有：

（1）安排卸货场地：指导运输人员按指定场地卸货，并注意商品包装情况，如发现破损、污染、水湿等现象应及时检出处理。

（2）点准收货件数：逐件点收或堆码点收。

（3）办理交接手续：收货人员在送货单上签收；通知检验员验收；夜运或节假日收货，应翌日向有关班组联系交接，防止延误或差错。

保管人员依据"药品购进记录"和"随货通行单"对照实物核对无误后收货，并在"药品购进记录"和供应单位收货单上签章。所收药品为进口药品时，应同时对照实物收取加盖有供货单位质量管理部门原印章的该批号药品的"进口药品检验报告书"、"进口药品注册证"（或"生物制品进口批件"、"进口药材批件"）的复印件和"进口药品通关单"复印件。

若为退货药品，保管人员根据销售部门所开具的"药品退货通知单"对照实物对销后退回药品进行核对后收货，并在退货单位的退货单上签章。

（4）货位安排：每批入货药品都应及时安排储藏货位。由仓库货位调度员根据入库通知单的品种、数量，结合商品的性能特点与养护要求，及时安排合适的货位。货位选妥后通知保管员、检验员、搬运员分别做好准备和开展作业。

2. 验收 见本模块项目三附录3：不同剂型药品的入库验收。

3. 入库 验收完毕，按指定地点入库，记账并完成交接。

二、药品的出库

（一）药品的出库原则
出库原则：先进先出、先产先出、易变先出、近期现出和按批号发货。

（二）药品的出库环节
1. 查对 "三查六对"。

（1）三查：发票购货单位、发票印签、开票日期。

（2）六对：货号、品名、规格、单位、数量、包装。

2. 配货

（1）配货注意事项

①审查出货凭证所列项目。

②核销实物卡片上的存量。

③根据出库原则，按出库凭证配货。

④计重药品逐件过磅称准。

⑤零星药品可并件并箱。

⑥贵重品种或剧毒药品，两人配货封箱。

⑦要做到数量准确、质量完好、包装完整、堆放有序。

（2）药品出库时如发生以下问题应停止发货，并报有关部门处理。

①药品包装内有异常响动或液体渗透。

②外包装出现破损、封口不严、衬垫不实、封条严重损坏等现象。

③包装标示模糊不清或脱落。

④药品已超出有效期。

⑤票货不符。

⑥有质量变异、鼠咬、虫蛀或霉变污染的。

3. 复核

（1）药品出库复核时，应按发票凭证对实物进行质量检查和数量、项目的核对。

（2）特殊管理药品要建立双人核对制度。

（3）出库复核记录（表2-1）保存至超过药品有效期一年，但不得少于三年。

表2-1 药品出库复核记录

发货日期	购货单位	品名	规格	批号	有效期	生产企业	数量	质量状况	发货人	复核人员
说明	\multicolumn{10}{l}{1. 有效期栏内应填写有效期至××年××月； 2. 发出药品复核时，如无质量问题在质量状况栏填写"正常"字样； 3. 特殊管理药品复核时，药双人复核，在复核人员栏内两人均要签字。}									

4. 出库 出库程序为：

（1）集中清点后，及时办理手续。

（2）自领药品：根据凭证所列的药品向领物人逐一点交。

（3）仓库下送：向押运人员交代应办手续。

（4）运输单位承运：办理托运手续，并通知收物单位，及时收回回执。

（5）办理手续时，双方都应在凭证上签字，以明确责任。

5. 记账 在保管账上作发货记录，及时在发货卡上注销。

三、药品的装卸搬运

（一）概念

在同一地域范围内（如车站范围、工厂范围、仓库内部等）改变"物"的存放、支承状态的活动称为装卸；改变"物"的空间位置的活动称为搬运，两者全称装卸搬运。

（二）搬运方式

根据装卸搬运机械及其作业方式的不同，装卸搬运可分成"吊上吊下"、"叉上叉下"、"滚上滚下"、"移上移下"及"散装散卸"等方式。

1. 吊上吊下方式 是采用各种起重机械从物品上部起吊，依靠起吊装置的垂直移动实现装卸，并在吊车运行的范围内或回转的范围内实现搬运或依靠搬运车辆实现小搬运。由于吊起及放下属于垂直运动，这种装卸方式属垂直装卸。

2. 叉上叉下方式 是采用叉车从物品底部托起物品，并依靠叉车的运动进行物品位移，搬运完全靠叉车本身，物品可不经中途落地直接放置到目的处。这种方式垂直运动不大而主要是水平运动，属水平装卸方式。

3. 滚上滚下方式 主要是指在港口对船舶物品进行水平装卸运的一种作业方式。

在装货港，用拖车将半挂车或平车拖上船舶，完成装货作业。待载货车辆（包括汽车）连同物品一起由船舶运到目的港后，再用拖车将半挂车或平车拖下船舶，完成卸货作业。

4. 移上移下方式　是指在两车之间（如火车及汽车）进行靠接，然后利用各种方式，不使物品垂直运动，而靠水平移动从一个车辆上推移到另一车辆上的一种装卸搬运方式。这种方式需要使两种车辆水平靠接，因此，对站台或车辆货台需进行改变，并配合移动工具实现这种装卸。

5. 散装散卸方式　是指对散状物品不加包装地直接进行装卸搬运的作业方式。在采用散装散卸方式时，物品在从起始点到终止点的整个过程中不再落地，它是将物品的装卸与搬运作业连为一体的作业方式。

技能训练二　药品出入库技能实训

［目标］
1. 掌握药品出、入库的环节及各环节的操作要点。
2. 能够准确地完成具体药品出入库的全过程。

【实施场所】

模拟物流实训基地。

【实施过程】

一、分组

将学生分成 8 个组，每组 6～7 名同学，每个组选出一位小组长，每组均应完成入库和出库的模拟实训。由小组长根据入库或出库的各个环节所需角色将任务分解给每位组员，并实施监督、指导。

二、具体实施

1. 准备工作　应包括：药品准备；器具、文本准备；人员准备等。

2. 实施阶段

（1）入库：

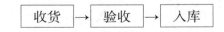

收货 → 验收 → 入库

（2）出库：

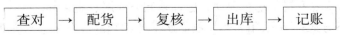

查对 → 配货 → 复核 → 出库 → 记账

3. 执行要求

（1）熟知每个环节的执行内容，规范要求，注意事项。

（2）实训过程中，可以互换角色，使每位同学都能体验不同环节角色的任务要领、执行内容及注意事项。

4. 清场 工作完成后，按规定清洁卫生，到生活间更换下工作服、工作帽，结束工作。

附录1：药品入库规章制度（仅供参考）

附录2：药品出库复核制度（仅供参考）

附录1 药品入库规章制度

药品入库前质量验收是企业药品质量把关的主要关口，是保证入库药品数量准确、质量良好的措施。

一、验收人员条件

药品验收人员应由药学或相关专业的人员担任，熟悉药品基础知识，了解各项质量验收标准的内容，具有独立工作能力，视力在0.9以上，无色盲，并经过专业培训合格，持证上岗。

二、验收场所

必须有与经营业务相适应的验收场所和符合卫生条件的检验室。

三、验收设备

应配备白瓷盘、白瓷板、澄明度检测仪、崩解仪、天平、标准比色液、量具等检验设备。

四、验收程序

1. 验收员根据原始送货单（或发货单、入库通知单）所列各项要求进行药瓶验收。

2. 按规定取样检查，准确填写"药品质量验收记录"，记录保存5年备查。

验收取样原则为：按批号从原包装中抽取样品，样品应具有代表性和均匀性。抽取的数量，每批在50件以下（含50件）抽取2件，50件以上每增加50件多抽1件，不足50件以50件计。在每件中从上、中、下不同部位抽取三个以上小包装进行检查，如外观有异常现象需复验时，应加倍抽样复查。

3. 对于有效期2年以上的药品失效期前12个月、有效期1年的药品失效期前6个月的近效期药品，验收员应拒收入库，并报告采购部门和质管部门做相应处理。

五、验收不合格药品的处理

对于验收中发现假药、劣药或不合格的药品应拒收，并填写"药品拒收单"，及时通知采购业务员退货。

六、验收员按照《药品质量验收细则》的规定，检查药品的品名、规格、生产厂家、生产批号及药品检验报告单复印件、批准文号、注册商标、合格证、包装数量、生产日期、有效期、外观质量，标签和说明书必须与药品监督管理部门审批的相同。

根据不同剂型的质量要求进行物理外观检查验收。做好验收记录，并签字保存备查。

验收记录应保存至超过药品有效期1年，但不得少于3年。

七、仓库保管员凭验收员签名的"药品验收单"收货。对货与单不符、质量异常包装不牢或破损、标识模糊等情况，应拒收并向质量管理部负责人报告。

附录2　药品出库复核制度

一、药品出库必须有正式的有效出库单据和凭证。仓库保管员要按"先进先出"、"近期先出"、"易变先出"的原则发货。

二、药品出库前必须验货和复核，逐项核对品名、规格、数量、生产批号、有效期、生产厂家、收货单位等项是否与出库单相符合。

三、检查药品外观质量、包装情况，霉烂变质、破碎短缺、包装破损不全、污染不洁或超过有效期的药品不得出库。

四、特殊管理药品的出库按《特殊管理药品管理规程》的规定实行双人复核。

五、药品出库时应进行出库复核，复核人员应按发货或配送凭证对实物进行数量、项目的核对。为便于快速、准确地进行质量跟踪须做好"出库复核记录"。

"出库复核记录"内容包括：购货单位、品名、剂型、规格、批号、有效期、生产厂商、数量、销售日期、质量状况和复核人员等项目。复核人员核对无误后在复核记录上签名。未经出库复核的药品不得出库。出库复核记录应保存至超过药品有效期1年，但不得少于3年。

六、药品出库后，仓库保管员应及时登账记卡，做到账、物、卡相符。

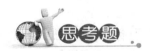

1. 药品的入库包括哪些环节？顺序是否可以更换？各有哪些值得注意的地方？
2. 保管人员收货后应做哪些工作？能否将购进药品和销后退回药品放在一起？
3. 药品的出库包括哪些环节？顺序是否可以更换？各有哪些值得注意的地方？
4. 出库原则是什么？为什么要遵守这些原则？

项目三

药品仓储验收实训

📖 项目介绍

本项目是为从事医药物流人员开发的实训项目，适合于从事医药物流领域工作的择业群体。

📖 实训要点

药品仓储验收的相关知识及不同剂型药品验收的具体操作规范及要求。

📖 技能要求

掌握药品仓储验收的验收条件、抽样原则及方法、特殊药品验收方法、验收程序等相关知识及不同剂型药品验收的具体操作规范及要求，并能在实践环节中准确践行。

技能训练一　药品仓储验收基础知识

[目标]

1. 掌握药品仓储验收的条件、抽样方法。

2. 了解各种剂型药物的验收内容及标准。

[思考]

1. 根据生活经验，说一说对药品进行验收主要有哪些内容？应注意些什么？

2. 对于不同剂型药物，验收内容及要求是否相同？

药物的仓储验收包括以下内容：验收条件、抽样原则及比例、特殊药品、验收程序及不同剂型药品的验收方法和要求。

一、验收条件

1. 人员要求　验收人员应由经过专业培训，考核合格，持证上岗，熟悉药品性能，具有一定的独立工作能力，视力在 0.9 或 0.9 以上（包括校正后）无色盲的人员担任。

2. 验收场所 必须要有与经营业务相适应的专门验收场所和符合卫生条件的检查室。

3. 验收设备 应配备天平、量具、白瓷盘、崩解仪、澄明度检测仪、标准比色液等。

二、抽样原则及比例

按批号从原包装中抽取样品，样品应具有代表性和均匀性。抽取的数量，每批在50件以下（含50件）抽取2件，50件以上每增加50件多抽1件，不足50件以50件计。在每件中从上、中、下不同部位抽3个以上小包装进行检验。如外观有异常现象需复验时，应加倍抽样复查。

注意：麻醉药品、精神药品、毒性药品验收时必须由2人以上逐箱验点到最小包装。

三、验收程序

验收员根据有关质量标准和原始凭证所列各项要求进行逐项检查，直接进口药品应有口岸药检所检验报告书，非直接进口药品应用供货单位提供的口岸药检所检验报告书复印件，并加盖供货单位公章。

1. 内、外包装的检查 药品包装是药品外在质量要求，内在质量的保护。内包装是指盛药品的瓶塞、纸盒、塑料袋、纸袋、铁听等容器以及贴在这些容器外面的瓶签、盒签和瓶（盒）内的填充物等。外包装（运输包装）是指内包装外面的木箱、纸箱、木桶、铁桶等包皮以及衬垫物、防潮（寒）纸、麻袋、塑料袋等包装物。药品包装（包括运输包装）必须加封口、封签、封条或使用防盗盖、瓶盖套等。

具体检查内容见附录1（仅供参考）。

2. 核对标签和说明书

（1）进行物理外观及包装检查，检查项目于各剂型分别叙述（物理检测项目可根据具体情况酌情抽检）。

（2）验收记录：验收人员应按所验收的药品项目做好详细记录，并签名负责，记录保存至药品有效期后1年但不得少于3年。

具体检查内容见附录2（仅供参考）

四、不同剂型的验收

不同剂型药品的验收包括：片剂的验收、包衣片的验收、胶囊剂的验收、注射剂的验收、粉针剂的验收、特殊管理药品的验收。特殊管理药品是指麻醉药品、精神药品、医疗用毒性药品和放射性药品。依照《药品管理法》及相应管理办法，对这些药品实行特殊管理。

验收项目、方法及标准见附录3（仅供参考）。

技能训练二　药品仓储验收实训

[目标]

1. 掌握药品仓储验收各个环节及要求。
2. 正确执行各种剂型药物的验收内容及标准。

【实施场所】

模拟物流实训基地。

【实施过程】

一、分组

2~3人为一组，设组长一名，将待验收的药品（种类尽可能全）分给每位学生，组长主要起监督评价指导作用。

二、具体实施

1. 准备工作

各种包装、各种剂型待验药品的准备。

2. 实施过程

（1）内、外包装的检查。

（2）标签和说明书的检查。

（3）各种剂型药品的检查。

3. 执行要求

（1）熟知每种待验对象的检查内容，规范要求，注意事项。

（2）每种待验对象均应严格按规范执行。

（3）实训过程中，每组同学可以互换待验对象，使每位同学都能熟悉不同的待验对象的检验内容及执行要求。

4. 清场　实训完成后，按规定清洁卫生，到生活间更换下工作服、工作帽，结束工作。

附录1　内外包装的检查

1. 药品内包装　应根据该品种质量标准规定进行检查（如避光、密闭、密封、熔封等），要求清洁、无毒、干燥、封口应严密、无渗漏、无破损、遇光易变质的药品应采取遮光容器或采用其它避光措施。凡怕冻、怕热的药品在不同时令发运到不同地区，须采取相应的防寒或防热措施。

2. 药品外包装　应坚固耐压、防潮、防震动。包装用的衬垫材料、缓冲材料应清洁卫生、干燥、无虫蛀。衬垫物应塞紧，瓶之间无空隙，纸箱要封牢，捆扎坚固，封签、封条不得严重破损。外包装必须印有品名、规格、数量、批号、有效期、批准文号、注册商标、厂名、体积、重量以及"易碎""小心轻放""向上""请勿倒置""防潮""防热""防冻"等储运图示标志及危险药品的包装标志。麻醉药品、精神药品、毒性药品、放射性药品和外用药品必须在包装物的明显位置上，印刷规定的标志。箱内应附"合格证"或具有"合格"字样的装箱单。

附录 2　标签和说明书的检查

标签和说明书的检查内容：

1. 核对药品标签所示的品名、规格、厂名、批准文号、批号、主要成分含量（化学药）、装量、注册商标、适应症、用法、用量、禁忌、有效期、贮藏条件等。

2. 检查标签印字是否清晰、标签是否贴正、粘牢。标签不得与药物一起放入瓶内。

3. 原料药标签的文字内容必须有品名、注册商标、批准文号、质量标准依据、批号、厂名、生产日期、有效期、毛重、净重。

4. 麻醉药品、精神药品、毒性药品、放射性药品和外用药品还必须在标签和说明书上印刷规定的标志。

5. 注册商标应当印刷在药品包装容器或标签的显著位置上，"注册商标"字样或注册标记应当印制在商标附件。药品包装容器或标签过小不便印刷商标和注册标记的，必须在其较大的包装容器或标签上印制商标并标明"注册商标"字样或注册标记。

6. 药品再分装的标签，必须在包装上注明品名、规格、厂名、产品批号、分装单位、分装批号和责任者。规定有效期的药品，分装后必须注明有效期。

7. 说明书除标签所要求的内容外，还应包括：主要成分（中成药）、必要的图示、不良反应、注意事项。在药品的包装材料容器上不准印有与所包装的药品无关的文字和图案。

附录 3　不同剂型药品的入库验收

一、压制片的验收

压制片是指药物经加工压制成片状的制剂。

1. 外观及包装检查　主要检查色泽、斑点、异物、麻面、吸潮、粘连、溶化、发霉、结晶析出、边缘不整、松片、装量及包装等。含生药、脏器及蛋白质类药物的制剂还应检查有无虫蛀、异嗅等。

2. 检查方法及判断标准　取检品 100 片，平铺于白纸或白瓷盘上，距 25cm 自然光亮处检视半分钟，只看一面。

（1）片子应完整光洁，薄厚形状一致，带字片字迹应清晰，压印缩写字样应符合要求。

（2）色泽应均匀一致，无变色现象。

（3）黑点、色点、异物最大直径在 200μm 以下不计，直径在 200μm 以上的黑点不超过 5%，色点不超过 3%。不得有 500μm 以上的。

（4）不得有明显的暗斑（中草药片除外）。

（5）麻面不得超过5%，中草药片不超10%。

（6）边缘不整（飞边、毛边等）总数不超过5%。

（7）碎片不得超过3%，松片不得超3%。

（8）不得有粘连、溶化、发霉现象；含生药、脏器及蛋白质类药物的制剂，不得有虫蛀及异嗅。

（9）片面不得有结晶析出或附着在瓶壁上。

（10）装量检查应符合标签所示的包装数量。

（11）包装检查

①瓶装：封口应严密，瓶内填充物应清洁，不得松动。

②铝塑、热合及塑料袋包装：压封应严密、圆整，无破损。印字应端正、清晰。

以上各项检查结果超过规定时应加倍复验，复验结果不超过规定时，仍按合格判断。（3）～（7）项中各项均在限度内，总数不得超过8%。

3. 重量差异检查　片剂重量差异的限度，应符合下列有关规定（表1）。

表1　片剂重理差异的限度

平均重量	重量差异限度
0.3g 以下	±7.5%
0.3g 或 0.3g 以上	±5.0%

检查法：取药片20片，精密称总重量，求得平均片重后，再分别精密称定各片的重量。每片重量与平均片量相比较，超出重量差异限度的药片不得多于2片，并不得有1片超出限度的一倍。

凡检查含量均匀度的片剂，不再检查重量差异。

4. 崩解时限检查

（1）检查装置：采用升降式装置，主要结构为一能升降的金属支架与下端镶有筛网的吊蓝，并附有档板。详见《中国药典》。

（2）检查法：将吊篮通过上端的不锈钢轴悬挂于金属支架上，浸入温度为（37±1）℃恒温水浴中，调节水位高度吊篮上升时筛网在水面下25mm处，下降时筛网距烧杯底部25mm，支架上下移动的距离为55mm±2mm，往返速度为每分钟30～32次。

除另有规定外，取药片6片，分别置上述吊篮的玻璃管中，每管各加1片，按上述方法检查，各片均应在15分钟内全部崩解。如有1片不能全部崩解时，应另取6片复试，均应符合规定。

凡检查溶出度、释放度或融变时限的片剂，不再进行崩解时限的检查。

二、包衣片的验收

包衣片系指压制片外面包有衣膜的片剂，分为糖衣片、肠溶衣片和薄膜衣片三种。

糖衣片：单压片的表面上包裹糖衣层称为糖衣片。

肠溶衣片：指在胃中不崩解，而在肠内崩解或溶解释放药物的包衣片剂。

薄膜衣片：包衣物料在片芯外面形成薄衣层的片剂。

1. 外观及包装检查　主要检查色泽、黑点、斑点、异物、花斑、瘪片、异形片、龟裂、爆裂、脱壳、掉皮、膨胀、溶化、粘连、霉变、片芯变色、变软及包装等。

2. 检查方法及判断标准　取检品 100 片，平铺于白纸或白瓷盘上，距 25cm 自然光亮处检视半分钟。在规定的时间内将盘倾斜，使包衣侧立，以检查边缘。

（1）色泽：同一批号包衣颜应均匀。

（2）黑点、斑点、异物：最大直径在 200μm 以下不计，大于 200μm 总数不超过 5%，不得有大于 500μm 的。

（3）花斑不得超过 5%。

（4）小珠头（直径为 2~3mm）总数不超过 2%。

（5）瘪片（包括凸凹不平）、异型片总数不超过 2%。

（6）龟裂、爆裂各不得超过 3%；脱壳不得超过 2%；掉皮不得超过 2%（肠溶衣片不得掉皮）。以上四项总和不得超过 5%。

（7）不应有膨胀、吸潮、溶化、粘连现象。

（8）片芯检查：对主药性质不稳定及中药浸膏的包衣片必要时可切开，观察片芯断面，不应有变色及变软现象。

（9）装量检查：同压制片的检查。

（10）包装检查：同压制片的检查。

以上各项检查结果超过规定时应加倍复验，复验结果不超过规定时，仍按合格判断。

糖衣片、薄膜衣片与肠溶衣片应在包衣前检查片芯的重量差异，符合上表规定后，方可包衣。包衣后不再检查重量差异。

糖衣片、浸膏片或薄膜衣片的崩解时限，按上述方法检查，应在一小时内全部崩解。如有 1 片不能全部崩解，应另取 6 片复试，均应符合规定。

肠溶衣片的崩解时限按上述初试方法检查，先在盐酸液（0.1mol/L）中检查 2 小时，每片均不得有裂缝或崩解或软化等现象；继将吊蓝取出，用少量水洗涤后，每管各加入挡板一块，再按上述方法在磷酸盐缓冲液（pH6.8）中进行检查，1 小时内应全部崩解。如有一片有能全部崩解，应另取 6 片复试，均应符合规定。

三、胶囊剂的验收

胶囊剂分硬胶囊剂和软胶囊剂，供口服应用。

硬胶囊剂：系指将一定量的药物加辅料或不加辅料（通常为粉末或颗粒）充填于空心胶囊中制成，空心胶囊是由明胶或其他适宜的药用材料加辅料制成具有弹性的两节圆筒，并能互相紧密套合。

软胶囊剂：系指将一定的药物密封于球形或椭圆形的软质囊材中，可用滴制法或压制法制备。软质囊材是由明胶、甘油或和其他适宜的药用材料制成。

1. 外观及包装检查　主要检查色泽、漏药、破裂、变形、粘连、异嗅、霉变、生虫及包装等。软胶囊（胶丸）还应检查气泡及畸型丸。

2. 检查方法及判断标准　取胶囊 100 粒，平铺于白纸或瓷盘上，距 25cm 自然光亮处检视半分钟。

（1）硬胶囊剂

①外观整洁，大小相等，长短一致，无斑点。

②带色的胶囊颜色应均匀一致，不得有褪色、变色等现象。

③胶囊应无砂眼、虫眼、破裂、漏药等现象。

④胶囊应无粘连、发霉、变形、异嗅等现象。

⑤检查内容物应无结块、霉变等异常现象。

（2）软胶囊剂（胶丸）

①大小应均匀一致、整洁、光亮。

②不得有粘连、粘瓶（经振摇即散者不在此限）、异嗅、变形、破裂、漏油等现象。（漏油检查是将软胶囊放在白纸上，有无明显油迹）。

③胶丸气泡不得超过3%。

④胶丸畸型丸不超过3%。

⑤胶丸污物、偏心带尾等总和不超过3%。

⑥包装检查同压制的检查片。

其中，③、④、⑤项总和不得超过5%；③、④、⑤、⑥项检查结果超过规定时应加倍复验，复验结果不超过规定的仍按合格判断。

3. 装量差异检查 胶囊剂的装量差异限度，应符合表2中的规定。

表2 胶囊剂的装量差异限度

平均装量	装量差异限度
0.30g以下	±10%
0.30g或0.30g以上	±7.5%

检查法：除另有规定外，取胶囊20粒，分别精密称定重量，倾出内容物（不得损失囊壳），硬胶囊剂用小刷拭净，软胶囊剂用乙醚等洗净，置通风处使溶剂挥尽，再分别精密称定囊壳重量，求出每粒的装量与平均装量。每粒的装量与平均装量相比较，超出装量差异限度的囊不得多于2粒，并不得有一粒超过限度的一倍。

凡检查含量均匀度的胶囊剂，不再检查装量差异。

（4）崩解时限：按《中国药典》通则检查，应符合规定。凡规定检查溶出度或释放度的胶囊剂，不再进行崩解时限的检查。

除另有规定外，取胶囊6粒，照片剂崩解时限项下的方法（软胶囊剂或飘浮在水面的硬胶囊剂可加档板）检查，各粒均应在30分钟内全部崩解，如有一粒不能完全崩解，应另取6粒复试；如为软胶囊剂，可改在人工胃液（取稀盐酸16.4ml，胃蛋白酶110g，加水至1000ml）中进行检查；均应符合规定。

四、注射剂的验收

注射剂系指药物制成的供注入体内的灭菌溶液、乳浊液或混悬液，以及供临用前配成溶液或混悬液的无菌粉末或浓缩液。注射剂可分为水针剂、粉针剂、油针剂和混悬针剂。

1. 水针剂的验收

（1）外观及包装检查：主要检查色泽、结晶析出、混浊沉淀、长霉、澄明度、装量、冷爆、裂瓶、封口漏气、瓶盖松动与安瓿印字等。

（2）检查方法及判断标准：

检查方法：每批取检品 100 支或大输液（塑料袋）20 瓶（袋），置自然光亮处检视。

①溶液色泽：按质量标准规定进行比色检查，不得有变色现象。按《中国药典》2010 年版二部附录"溶液颜色检查法"检查。色号规定见表 3。

表3　药品注射液溶液颜色色号规定

溶液颜色	色号
无色	≥黄色 1/2 号
几乎无色	≥黄色 2 号
微黄色	≥黄色 4 号
淡黄色	≥黄色 6 号
黄色	≥黄色 8 号

②不得有结晶析出（特殊品种除外）、混浊、沉淀及长霉等现象。

③安瓿应洁净、封头圆整，汇头、弯头、缩头现象总和不得超过 5%。

④焦头和冷爆现象总和不得超过 2%。

⑤安瓿印字应清晰，品名、规格、批号等不得缺项。

⑥不得有裂瓶（裂纹）、封口漏气及瓶盖松动。塑料瓶（袋）装注射液封口应严密，不得有漏液现象。

瓶盖松动检查法：一手按瓶、一手大拇指、食指、中指卡住瓶盖边缘呈三角直立，向一方轻扭，瓶盖不得松动。

（3）装量检查：水针剂装量差异限度，应符合表 4 规定。

表4　水针剂装量差异限度

标示装量	取检品数量（支）	装量差异限度
2ml 或 2ml 以下	5	不得少于标示量
2～10ml	3	不得少于标示量
10ml 以上	2	不得少于标示量

检查方法：开启时注意避免损失，将内容物分别用干燥的注射器（预经标化）抽尽，在室温下检视，每支注射液的装量均不得少于其标示量。

（4）澄明度检查

1）检查装置

① 光源：采用日光灯。无色溶液注射剂于照度 1000～2000lx 的位置。透明塑料容器或有色溶液注射剂于照度约 2000～3000lx 的位置。用目检视。

② 式样：采用伞棚式装置，两面用。

③ 背景：用不反光黑色。在背部右侧 1/3 处和底部为不反光白色（供检查有色异物）。

④ 距离：检品至人眼距离为 20～25cm。

2）检查人员条件

① 视力：远距离和近距离视力测验，均为 0.9 或 0.9 以上（不包括矫正后视力）。

② 色盲测验：应无色盲。

3）检查方法及时限：将检品如数抽取，擦净安瓿外壁污痕（或保持外壁清洁），集中放置。检查时按下表抽取支数连续操作，于伞棚边缘处，手持安瓿颈部使药液轻轻翻转，用目检视。50ml 或 50ml 以上按直立、倒立、平视三步法旋转检视。

不同规格注射剂的每次抽取支数和检查时限规定见表 5。

表 5　不同规格注射剂的每次抽取支数和检查时限

规格	检查总支数	每次抽取支数	每次检查时限
1～2ml	200 支	6	18 秒钟
5ml	200 支	4	16 秒钟
10ml	200 支	3	15 秒钟
20ml	200 支	3	21 秒钟
50ml 以上	20 支	1	15 秒钟

4）判断标准：按以上装置及方法检查，除特殊规定品种外，未发现有异物或仅带微量白点者作合格论。新出厂的注射剂如发现混有异物者，其不合格率不得过 5%。贮存期的注射剂其不合格率不得过 7.5%（属麻醉药品管理范围的注射剂，不得过 10%）。如检查结果超过规定时，则加倍抽样复验，复验结果不超过规定时，仍按合格判断。

上述规定范围内的不合格率药品，在使用时仍应注意挑选，不合格品不准应用。

（5）关于白点、白块、异物等名词概念

① 白点与白块的区分

白块：系指用规定的检查方法，能看到有明显的平面或棱角的白色物质。

白点：不能辨清平面或棱角的按白点计。但有的白色物虽不易看清平面、棱角（如球形），但与上述白块同等大小或更大者，应作白块论。在检查中见似有似无或若隐若现的微细物，不作白色点计数。

② 微量白点：50ml 以下中小针剂，在规定的检查时间内仅见到 3 个或 3 个以下的白点者，作为微量白点，100ml 以上大型针剂，在规定检查时间内仅见到 5 个或 5 个以下的白点时，作为微量白点。

③ 少量白点：药液澄明，白点数量比微量白点较多，在规定检查时间内较难准确计数者。

④ 异物：包括玻璃、纤维、色点、色块及其他外来异物。

⑤ 微量沉积物：指某些生化制剂或高分子化合物制剂，静置后有微小的质点沉积，轻轻倒转时有烟雾状细线浮起，轻摇即散失者。

（6）特殊品种

① 葡萄糖酸钙注射液，除带有少量白点外，应符合规定。

② 胰岛素注射液，除带有少量白点及短小纤维状物外，应符合规定。

③ 右旋糖酐注射液，除带有轻微乳光及微量白点外，应符合规定。

④ 输血用枸橼酸钠注射液，除带少量白点外，应符合规定。

⑤ 肌苷注射液，除带少量白点外，应符合规定。

⑥ 细胞色素 C 注射液，除带少量白点外，应符合规定。

⑦ 硫酸鱼精蛋白注射液，除带少量白点外，应符合规定。

⑧ 肝素注射液，除带少量白点外，应符合规定。

⑨ 精氨酸注射液，除带少量白点及短小纤维（经摇动能分散外），应符合规定。

⑩ 乳酸钠注射液，除带少量白点外，应符合规定。

其他需作特殊规定的品种，由药厂提出理由和考核资料，报当地药品监督部门审核，提出意见，报卫生部药政局并抄送卫生部药典委员会研究确定。

（7）注射液中不溶性微粒检查法：本法系在澄明度检查符合规定后，用以检查静脉滴注用注射液（装量为 100ml 以上者）中的不溶性微粒。除另有规定外，每 1ml 中含 $10\mu m$ 以上的微粒不得超 20 粒，含 $25\mu m$ 以上的微粒不得超过 2 粒。检查方法详见《中国药典》（2010 年版）附录。

常用静脉滴注用注射液包括：甘露醇注射液、右旋糖酐 40 氯化钠注射液（低分子右旋糖酐葡萄糖注射液）、右旋糖酐 70 葡萄糖注射液（中分子右旋糖酐葡萄糖注射液）右旋糖酐 70 氯化钠注射液（中分子右旋糖酐氯化钠注射液）、葡萄糖注射液、葡萄糖氯化钠注射液、氯化钠注射液（灭菌生理盐水）。

2. 粉针剂的验收

（1）外观及包装检查：主要检查色泽、粘瓶、吸潮、结块、溶化、异物、黑点、溶解后澄明度、装量、焦头、冷爆、裂瓶、铝盖松动、封口漏气及玻璃瓶印字等。

冻干型粉针剂：系指冷冻干燥呈圆柱状、块状或海绵状结晶性粉末。主要检查色泽、粘瓶、萎缩、溶化等。

（2）检查方法及判断标准

检查方法：取检品 40 瓶，在自然光亮处反复旋转检视。

①色泽应一致，不得有变色现象。粉针剂溶液颜色色号及比色方法同水针剂。

②不得有粘瓶（敲击即散不在此限）、结块、溶化等现象。

③不得有异物（纤维、玻璃屑等）。

④焦头及黑点总数不得超过 5%。

⑤冷爆不超过 2%。

⑥冻干型粉针应质地疏松、色泽均匀，不应有明显萎缩和溶化现象。

⑦不应有裂瓶、封口漏气、瓶盖松动（瓶盖松动检查法同水针剂）。

⑧瓶体应洁净、玻璃透明，无气泡、砂眼等。

⑨印字应清晰，品名、规格、批号、效期等不得缺项。

以上各项检查结果如超过规定时，则加倍复验，复验结果不超过规定时，仍按合格判断。

（3）注射用无菌粉末装量差异检查：除另有规定外，注射用无菌粉末的装量差异限度，应符合表 6 中的规定。

表6　注射用无菌粉末的装量差异限度

平均装量	装量差异限度
0.05g 以下（含0.05g）	±15%
0.05 ~ 0.15g	±10%
0.15 ~ 0.5g	±7%
0.5g 以上	±5%

冻干型粉针剂灌装时装量差异限度 ±4%。

检查方法：取供试品5瓶（支），除去标签、铝盖，容器外壁用乙醇洗净，干燥，开启时注意避免玻璃屑等异物落入容器中，分别迅速精密称定，倾出内容物，容器可用水、乙醇洗净，在适宜的条件下干燥后，再分别精密称定每一容器的重量，求出每一瓶（支）的装量与平均装量。每一瓶（支）中的装量与平均装量相比较，应符合上表的规定。如有一瓶（支）不符合，应另取10瓶（支）复试，均应符合规定。

（4）澄明度检查

1）检查装置及检查人员条件同水针剂。

2）检查方法

取检品，擦净容器外壁，用适当方法，按各品种的规定加入规定量溶剂使药粉全部溶解后，于伞棚边沿处轻轻旋转使容器内药液形成旋流，随即用目检视。

3）判断标准

①注射用无菌粉末除特殊品种外，抽取样品5瓶，按上述规定检查。

②抗生素粉针剂每瓶（支）中含短于0.5cm的毛、200 ~ 500μm的白点、白块或色点，点数不得超过表7中的规定。

表7　抗生素粉针剂的澄明度判断标准

规格（按每瓶标示量计）	毛点总数	色点数
1g 以下（含1g）	10 个	3 个
1 ~ 2g	12 个	3 个
2g 以上	15 个	3 个

③化学药粉针剂，每瓶（支）中短于0.5cm的毛、100 ~ 200μm的白点、白块或色点总数不超过5个，可认为合格。如有大于或超过上述规定时，应另抽样10瓶（支）复验，复验结果均应符合规定。

④初试5瓶中如发现有特在或特殊的异物，应判为不合格。由生产部门经目力检查返工后，重新抽样10瓶（支）复试，应符合规定。

4）关于判断标准的说明

①特殊的异物，指金属屑、玻璃屑、玻璃砂、硬毛或粗纤维等异物。有一面闪光者即是金属屑，有闪烁性或有棱角的透明物即是玻璃屑。

②安瓿粉针剂在未打开前须预先反复倒转观察，如发现玻璃屑者作异物论，未发现者再进一步检查。

③小瓶装粉针剂检查澄明度时，由于针刺橡皮塞的掉屑，不计入色点数内。

④每瓶（支）粉针澄明度检查时，溶液在摇匀后如显轻微混浊，不得比规定的浊度对照管更深；于室温静置半小时后，轻轻旋转不得有可见的烟雾状旋涡产生。

⑤粉针剂异物点、块、毛的判定按《粉针剂澄明度异物对照标准》。

3. 油针剂的验收 油针剂系指药物制成的灭菌油溶剂，供注入体内的灭菌制剂。

（1）外观及包装检查：主要检查色泽、混浊、霉菌生长、异嗅、酸败、澄明度、装量、冷爆、裂瓶、封口漏油和印字等。

（2）检查方法及判断标准：取检品100支、置自然光亮处检视。

①色泽不得深于黄色6号标准比色液，在10℃时药液应保持澄明。（比色方法同水针剂）。

②不得有混浊、霉菌生长、异嗅和酸败等现象。

③冷爆、焦头总和不超过2%。

④不得有裂瓶及封口漏油等现象。

⑤印字检查同水针剂。

（3）装量检查

①取样数量：同水针剂。

②检查方法：先将安瓶于水浴中加温摇匀，然后用干燥注射器抽尽后，放冷至室温检视，每支注射液的装量均不得少于其标示量。

（4）澄明度检查及判断标准同水针剂，检查时限见表8。

表8 澄明度检查时间与支数

规格	每次取支数	检查时限（秒）
1ml	6	36
2ml	6	36

油针剂如有结晶析出，可在80℃以下水浴加热30分钟，振摇，放至20℃～30℃检查，结晶不溶者判为不合格。如结晶溶解，则按水针剂澄明度检查的方法检查。

4. 混悬针剂的验收 按水针剂装置、方法及时限和判断标准中的不合格率等规定，检查色块等异物。

装量检查同油针剂。

五、特殊管理药品的验收

特殊管理药品是指麻醉药品、精神药品、医疗用毒性药品和放射性药品。依照《药品管理法》及相应管理办法，对这些药品实行特殊管理。

购用麻醉药品、精神药品、放射性药品必须经卫生行政部门批准。除放射性药品可由核医学科按有关规定进行采购管理外，其他特殊管理药品的管理由药剂科负责。特殊药品的采购和保管应由专人负责。麻醉药品和一类精神药品应做到专人负责、专柜加锁、专用账册、专用处方、专册登记，并做好记录。

特殊药品的采购应做好年度计划，按规定逐级申报，经卫生局批准后，到指定医药公司采购。入库应按最小单位包装逐支逐瓶验收，并做好验收记录。

麻醉药品和一类精神药品应存放在安装有防盗门窗的专门仓库的保险柜内，严防丢失。药房和临床科室急救备用的少量基数药品，应存放在加锁或加密的铁柜内，并指派专人保管。医疗用毒性药品要划定仓库或仓位，专柜加锁并专人保管，严禁与其他药品混杂。

特殊药品仅限本院医疗和科研使用，不得转让、借出或移作他用。严格按规定控制使用范围和用量。对不合理处方，药剂科有权拒绝调配。医生不得为自己开处方使用特殊管理药品。

麻醉药品应使用专用处方，处方保存 3 年备查；精神药品和医疗用毒性药品处方保存两年备查，并做好逐日消耗记录和旧空安瓿等容器回收记录。

建立完善的特殊药品报废销毁制度。原则上失效、过期、破损的特殊药品每年报废一次，由药剂科统计，医院领导批准，报市卫生局监督销毁。旧安瓿等容器要定期处理，至少两人参加，并详细记录处理过程，现场人员签字。放射性药品使用后的废物，必须按国家有关规定妥善处理。

医药物流信息技术实训

技能训练一　医药物流信息基础知识

[目标]

1. 了解条码技术、射频技术、自动订货系统技术的作用。

2. 熟悉这些现代信息技术在医药物流领域中的应用。

[思考]

什么是医药物流信息技术，回忆在我们的生活中是否接触过？在什么情况下接触的，实现什么样的功能？

一、信息识别技术——条码技术

　　1. 定义　条码技术是在计算机的应用实践和发展起来的一种自动识别技术。条形码是利用光电扫描阅读设备识读并实现数据输入计算机的一种特殊代码。它是由一组按特定规则排列的、粗细不同、黑白或彩色相间的条、空及相应的字符、数字、字母组成的标记，"条"指对光线反射率较低的部分，"空"指对光线反射率较高的部分，这些"条"和"空"组成的数据表达一定的信息，并能够用特定的设备识读，转换成与计算机兼容的二进制和十进制信息。

条码技术为我们提供了一种对物流中的物品进行标识和描述的方法，借助其他现代技术手段，企业可以随时了解有关产品在供应链上的位置，并即时做出反应。

2. 类型 条码卡分为一维码和二维码两种。一维码比较常用，如日常商品外包装上的条码就是一维码。

二维码是近几年发展起来的，它能在有限的空间内存储更多的信息，包括文字、图像、指纹、签名等，并可脱离计算机使用。

（1）一维码 EAN 码是国际物品编码协会制定的一种商品用条码，通用于全世界。日常购买的商品包装上所印的条码一般就是 EAN 码。如图 4-1，图 4-2。

图 4-1 一维码　　　　　　　　　　　　　　　　图 4-2 一维码

（2）二维码 PDF417 是一种堆叠式二维条码，目前应用最为广泛。组成条码的每一个条码字符由 4 个条和 4 个空，共 17 个模块构成。如图 4-3。

PDF417 条码最大的优势在于其庞大的数据容量和极强的纠错能力，使得大规模的防伪检验成为可能。

QR Code 码是由日本 Denso 公司于 1994 年 9 月研制的一种矩阵二维码符号，它除具有一维条码及其他二维条码所具有的信息容量大、可靠性高、可表示汉字及图像多种文字信息、保密防伪性强等优点外，还具有超高速识读、全方位识读等主要特点。如图 4-4。

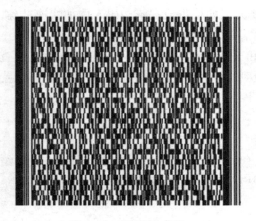

图 4-3 PDF417 条码　　　　　　　　　　图 4-4 QR Code 码

（3）条码技术打造现代化医药物流

在条码前和条码中的给定位置加入规定位数的应用标识，用以表示药品的包装、商品编码、数量、效期、批号信息，一个完整的药品信息由此应运而生了。在整个物流过程中可以用此来唯一标识一个固定包装的货物。

使用物流条码来标识物流过程使得收货验证、入库上架、货物拆零、仓库盘点、出库拣选等作业的条码化数据采集、尤其在使用先进的无线数据采集终端后，更能对现场作业起到指导、调度和作业管理的作用，由此来提高作业效率，保证准确。

二、信息识别技术——射频技术

1. 定义 射频识别技术（RFID）是利用射频信号通过空间耦合（交变磁场或电磁场）实现无接触信息传递并通过所传递的信息达到识别目的的技术。如图 4 – 5。

2. 优点 相对于一维码和二维码来说，RFID 的优点在于：

（1）用电波在离开的位置处（最大 5m 左右）可以取得信息。

（2）在电波能够达到的范围内哪怕有障碍物也能进行识别。

（3）一次可以识别数个标签（搭载有抗冲突功能的情况）。

（4）可以改写标签里的信息。

（5）标签的内存容量很大（最大可达几万位数）。

（6）对于抗污染和损伤能力较强。

（7）可以采用密码化等高水平技术来保护信息。

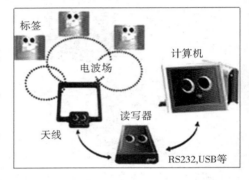

图 4 – 5　RFID 示意图

3. 应用

（1）在药品仓库里，射频技术最广泛的使用是存取货物与库存盘点，它能用来实现自动化的存货和取货等操作。盘点时不需要人工的检查或扫瞄条码，更加快速准确，并且减少了损耗。

（2）在药品运输环节，在途运输的货物和车辆贴上 RFID 标签，运输线的一些检查点上安装上 RFID 接收转发装置，接收装置收到 RFID 标签信息后，连同接收地的位置信息上传至通信卫星，再由卫星传送给运输调度中心，送入数据库中。

三、自动订货系统技术（EOS）

1. 定义 EOS 是指企业间利用通讯网络（VAN 或互联网）和终端设备以在线联结方式进行订货作业和订货信息交换的系统。从结构上看包括订货系统、通信网络系统和接单系统三大部分，见图 4 – 6。

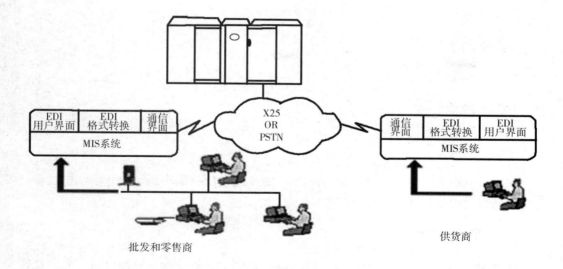

图4－6　电子订货系统示意图

2. 类型

（1）企业内的 EOS 系统（连锁体系内部的网络型）：企业内的 EOS 即连锁店有电子订货装置，连锁总部有接单电脑系统，并用即时、批次或电子信箱等方式传输订货信息。这是初级形式的电子订货系统。

（2）零售商与批发商之间的 EOS 系统（供应商对连锁门店的网络型）：其具体形式有两种：一种是由众多的不同连锁体系下属的门店对供应商，由供应商直接接单发货至门店。另一种是以各连锁体系内部的配送中心为中介，即连锁门店直接向供应商订货，并告知配送中心有关订货信息，供货商按商品类别向配送中心发货，并由配送中心向门店送货。这是中级形式的电子订货系统。

（3）零售商、批发商和生产商之间的 EOS 系统：其特征是利用标准化的传票和社会配套的信息管理系统完成订货作业。其具体形式有两种：

一是地区性社会配套的信息管理系统网络，即成立由众多的中小型零售商、批发商构成的区域性社会配套的信息管理系统营运公司和地区性的咨询处理公司，为本地的零售业服务，支持本地区 EOS 的运行。

二是专业性社会配套信息管理系统网络，即按商品的性质划分专业，从而形成各个不同专业的信息网络。这是高级形式的电子订货系统，必须以统一的商品代码、统一的企业代码、统一的传票和订货的规范标准的建立为前提条件。

3. 流程　见附录：自动订货系统工作流程（仅供参考）。

技能训练二　医药物流信息技术实训

［目标］

1. 掌握条码技术、射频技术、自动订货系统技术的操作程序和标准。

2. 在物流实训中正确执行这些信息识别技术。

【实施场所】

模拟物流实训基地。

【实施过程】

一、分组

将学生分成 8 个组，每组 6～7 名同学，每个组选出一位小组长，并由小组长将任务分解给每位组员，并实施监督、指导。

二、具体实施

1. 准备工作 应准备以下物品：货品准备、电子标签检查、机器设备准备、文件单据。

2. 实施过程 具体实施过程见"电子商务软件使用说明"（另册）。

3. 执行要求

（1）熟知每个环节（自动订单、入库、上架、出库）的执行内容，规范要求，注意事项。

（2）本软件要严格遵守标准操作程序，请同学们牢记。

（3）实训过程中，可以互换角色，使每位同学都能体验不同实训任务的要领、执行内容及执行标准。

4. 清场 按规定清洁卫生，归还物品，到生活间更换下工作服、工作帽，结束工作。

附录 自动订货系统工作流程

一、自动订货系统技术在物流行业中工作流程

EOS 系统并非单个的零售店与单个的批发商组成的系统，而是许多零售店和许多批发商组成的大系统的整体运作方式。EOS 的作业流程是：

1. 在零售店的终端利用条码阅读器获取准备采购的商品条码，并在终端机上输入订货材料。

2. 利用电话线通过调制解调器传到批发商的计算机中。

3. 批发商开出提货传票，并根据传票，同时开出拣货单，实施拣货，然后依据送货传票进行商品发货。

4. 送货传票上的资料便成为零售商的应付账款资料及批发商的应收账款资料，并接到应收账款系统中去。

5. 零售商对送到的货物进行检验后，便可以陈列与销售了。

二、销售订货业务流程

1. 各批发、零售商或社会网点根据自己的销售情况，确定所需货物的品种、数量，

同体系商场根据实际网络情况，把补货需求通过增值网络中心，或通过实时网络系统发送给总公司业务部门；不同体系的商场或社会网点通过商业增值网络中心发出 EOS 订货需求。

2. 商业增值网络中心将收到的补货、订货需求资料发送至总公司业务管理部门。

3. 业务管理部门对收到的数据汇总处理后，通过增值网络中心向不同体系的商场或社会网点发送批发订单确认。

4. 不同体系的商场或社会网点从商业增值中心接收到批发订单确认信息。

5. 业务管理部门根据库存情况通过商业增值网络中心或实时网络系统向仓储中心发出配送通知。

6. 仓储中心根据接收到的配送通知安排商品配送，并将配送通知通过商业增值网络中心传送到客户。

7. 不同体系的商场或社会网点，从商业增值网络中心接收到仓储中心对批发订单的配送通知。

8. 各批发、零售商、仓储中心根据实际网络情况，将每天进出货物的情况通过增值网络中心或通过实时网络系统，报送总公司业务管理部门。

三、采购订货业务流程

1. 业务管理部门根据仓储中心商品库存情况，向指定的供货商发出商品采购订单。

2. 商业增值网络中心将总公司业务管理部门发出的采购单发送至指定的供货商处。

3. 指定的供货商在收到采购订货单后，根据订单的要求通过网络增值中心对采购订单加以确认。

4. 商业增值网络中心将供应商发来的采购订单确认发送至业务管理部门。

5. 业务管理部门根据供货商发来的采购订单确认，向仓储中心发送订货信息，以便仓储中心安排检验和仓储空间。

6. 供货商根据采购单的要求，安排发运货物，并在向总公司交运货物之前，通过商业增值网络中心向仓储中心发送交货通知。

7. 仓储中心根据供货商发来的交货通知安排商品检验并安排仓库、库位或根据配送要求进行备货。

参考文献

［1］赵昌，王满恩，杨善华. 常用中药快速识别图谱［M］. 北京：化学工业出版社，2012.

［2］杨义芳，孔德云. 中药提取分离手册［M］. 北京：化学工业出版社，2008.

［3］刘一. 药物制剂知识与技能教程［M］. 北京：化学工业出版社，2006.

［4］赵宗艾. 药物制剂机械［M］. 北京：化学工业出版社，1998.

［5］朱盛山. 药物制剂工程［M］. 北京：化学工业出版社，2002.